Andreas Rivoir

Migräne

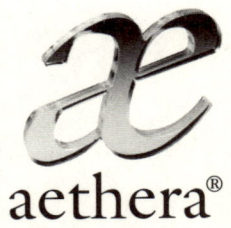

aethera®

die heilenden Kräfte im Menschen stärken,
die Bildung des eigenständigen Urteils unterstützen,
die Initiativbereitschaft von Patienten und Verbrauchern fördern.

An der Herausgabe des aethera-Programmes wirken mit:
der Verein für Anthroposophisches Heilwesen,
die Heilmittelfirma Weleda, die Gesellschaft Anthroposophischer Ärzte
und die Medizinische Sektion am Goetheanum.

Über dieses Buch: Mit diesem Ratgeber zeigt Andreas Rivoir die Möglichkeiten der anthroposophischen Medizin im Hinblick auf Diagnose und Therapie der Migräneerkrankung auf. Im ersten Teil werden die Grundlagen der anthroposophischen Medizin und allgemeine Gesichtspunkte zum Thema Gesundheit und Krankheit erörtert. Der zweite Teil widmet sich der Migräne, ihren Entstehungsursachen und ihrer Therapie.

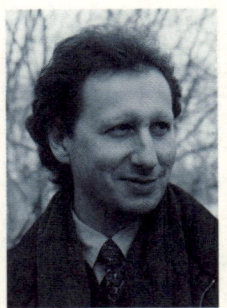

Über den Autor: Andreas J. Rivoir wurde 1962 in Pforzheim geboren. Studium der Humanmedizin an der Freien Universität Berlin. Weiterbildung zum Facharzt für Neurologie im Krankenhaus Moabit in Berlin-Tiergarten. Oberarzt über sechs Jahre in einem anthroposophischen Krankenhaus (Gemeinschaftskrankenhaus Havelhöhe) in der Neurologischen Abteilung. Im September 2001 Niederlassung als Neurologe in einer Gemeinschaftspraxis an der anthroposophischen Klinik Öschelbronn bei Pforzheim. Engagement im Bereich der Salutogenese (Gesundheitslehre), Gründung des Gesundheitsforum Havelhöhe in Berlin, Kuratoriumsmitglied im Verein für anthroposophisches Heilwesen.

Inhalt

Einleitung

Zum Krankheitsbild der Migräne existieren bereits verschiedene Patientenratgeber. Es fehlte bisher jedoch eine Darstellung, welche die übliche naturwissenschaftlichen Vorstellungen durch die anthroposophische Medizin ergänzt und erweitert. Für viele Leser wird der Begriff «Anthroposophie» zunächst fremd und ungewohnt sein. Ich hoffe jedoch, dass sich dies mit der Lektüre des vorliegenden Buches ändert.

Ganz allgemein gesprochen wendet sich diese Darstellung besonders an Menschen, die Fragen an unsere übliche Art der Medizin haben. Die unzufrieden sind, wenn ihnen ihr Arzt* nur ein Rezept mit einem hochspeziellen und teuren Schmerzmittel verordnet und ansonsten nicht viel zu der Frage sagen kann, was die tieferen Hintergründe einer derartigen Erkrankung sind oder was man außer einer Schmerzmedikation sonst noch tun kann, um seine Migräne «loszuwerden».

Dies ist zugegebenermaßen eine verkürzte und zugespitzte Darstellung. Oft bemühen sich die Ärzte redlich um eine weiterführende und individuell ausgerichtete Beratung. Trotzdem bleibt eine Lücke, die vor allem – aber natürlich nicht nur – in der anthroposophischen Medizin gesehen und in die Therapie mit einbezogen wird.

Der wesentliche Punkt ist die Frage nach der Individualität. Werde ich als Mensch erkannt, der nicht nur einen Körper hat, den man mit Spritzen oder Tabletten behandeln kann? Wird mein seelisch-geistiger Wesenskern berücksichtigt, in die Therapie mit einbezogen? Hat mein Arzt überhaupt die Überzeugung, dass so

* Es wird in diesem Buch zu Gunsten der Lesbarkeit auf die sprachlich umständliche Schreibweise Arzt/Ärztin oder ÄrztInnen verzichtet, es sind immer beide Geschlechter gemeint.

etwas wie Seele und Geist existiert? Oder betrachtet er den Menschen ausschließlich als ein hochkompliziertes biochemisch organisiertes Lebewesen?

Viele Menschen spüren heutzutage diese Einseitigkeit in der Schulmedizin. Die Seele, der Geist spielen kaum noch eine Rolle. Was zählt und im Moment viele Ressourcen an sich zieht, ist die High-tech-Medizin. Die Diagnostik wird immer spezieller, die Therapiemöglichkeiten immer differenzierter und unübersichtlicher. Man erzielt mit einer medikamentösen Behandlung allerdings oft nur eine Unterdrückung bestimmter Symptome, wie z.B. des Bluthochdrucks. Damit soll nicht gesagt werden, dass diese ganze Entwicklung verwerflich oder falsch sei. Sehr wohl haben die technischen Errungenschaften und modernen Diagnostik- und Therapiemethoden ihre Berechtigung und ihren festen Platz auch in meiner ärztlichen Tätigkeit. Wir geraten jedoch immer mehr in eine Entwicklung, in der vielen Menschen, und dazu gehören eben auch wir Ärzte, der Blick für den ganzen Menschen verloren geht.

Hinzu kommt, dass durch die zunehmend komplizierten und vielfältigen Behandlungsmöglichkeiten der einzelne Arzt keinen Überblick mehr über die Medizin als Ganzes behalten kann. Diese Entwicklung hat daher immer mehr zu einer Orientierungslosigkeit, besonders bei Patienten, geführt. Einen Ausweg aus diesem Dilemma gibt es nur, wenn zwei Dinge erkannt und umgesetzt werden:

- Ich bin als Mensch für mich verantwortlich, es gibt keinen, an den ich diese Verantwortung delegieren kann. Ich bin in der heutigen Zeit gefordert, mich selbst zu informieren.
- Ich muss mich für einen Weg und einen Arzt entscheiden und dann mit diesem *Arzt meines Vertrauens* einen Weg gemeinsam gehen. Die Frage des Vertrauens ist sehr wesentlich, da sich hierauf ein Teil des Therapieerfolges gründet.

Dieses Buch will also Informationen und Therapievorschläge aus einer ganzheitlichen Betrachtung des Menschen all denjenigen geben, die *aktiv* gegen ihre Erkrankung – und für ihre Gesundheit etwas tun wollen.

In einem ersten Teil werden Grundlagen der anthroposophischen Medizin und allgemeine Gesichtspunkte zu Gesundheit und Krankheit geschildert, die zum tieferen Verständnis erforderlich sind. Der zweite Teil befasst sich dann im Speziellen mit dem Krankheitsbild der Migräne und ihrer Therapie.

Die im Therapieteil gemachten Angaben zu naturheilkundlich-anthroposophischen Medikamenten bilden eine Möglichkeit, die Prozesse in unserem Organismus in Richtung einer Gesundung zu orientieren. Allerdings kann hierdurch nicht der Hausarzt oder bei speziellen Fragen der Neurologe ersetzt werden. Deshalb ist zu unterscheiden zwischen Angaben, die einer ärztlichen Verordnung bedürfen (A) und solchen, die der Patient im Sinne einer Selbstmedikation für sich auswählen kann (S). Ein ganz wesentlicher weiterer Teil der Therapieempfehlungen sind die nichtmedikamentösen, auf die Lebensführung und Selbsterziehung sich beziehenden Angaben.

(A) für Angaben, die einer ärztlichen Verordnung bedürfen; (S) für Selbstmedikation

Ich hoffe, dass dieser Ratgeber eine Quelle neuer Gedanken und Ideen für all diejenigen sein möge, die sich um eine aktive Bewältigung und Heilung der Migräne bemühen.

Bedanken möchte ich mich bei den vielen Patienten mit Migräne, die sich mir in den Jahren meiner ärztlichen Tätigkeit anvertraut haben. Durch sie erhielt ich entscheidende Anregungen und Hinweise, die mein Krankheitsverständnis bereichert und erweitert haben.

Außerdem danke ich meiner Frau, der Kunsttherapeutin Susanne Rivoir, die mich beim Schreiben dieses Buches durch konstruktive Kritik unterstützte und mir den notwendigen Freiraum in der Familie verschaffte sowie Frau Maria A. Kafitz, die als Lektorin dieses Buch einfühlsam betreute.

Andreas Rivoir   *Niefern-Öschelbronn, im Frühjahr 2002*

Man kann den Geist lebhafter

und geschmeidiger machen,

genau wie den Körper;

beide bedürfen dazu nur der Übung.

Luc de Capiers Marquis de Vauvenargues

Was ist anthroposophische Medizin?

Im Kern geht es der anthroposophischen Medizin um die konkrete Einbeziehung seelischer und geistiger Dimensionen des Menschen. Hiermit ist nicht nur die Ebene des warmherzigen, dem Patienten zugewandten Arztes, sondern auch die Berücksichtigung der biographischen und schicksalsmäßigen Zusammenhänge gemeint, in die die Krankheiten eines jeden Einzelnen eingebettet sind.

Um besser verstehen zu können, worauf diese ganzheitliche Betrachtungsweise des Patienten fußt, sei einleitend die zugrunde liegende Sichtweise auf den Menschen im Hinblick auf seine Drei- und Viergliederung dargestellt.

Die Dreigliederung des menschlichen Organismus 13 / Die Viergliederung des Menschen 19

Die anthroposophische Medizin wurde zu einer Zeit entwickelt als die Medizin als Ganzes im Vergleich zu heute noch in den Kinderschuhen steckte. Im Jahr 1923 erschien das von Rudolf Steiner (1861-1925) und der Ärztin Dr. Ita Wegman (1876-1943) verfasste Buch *Grundlegendes zu einer Erweiterung der Heilkunst*. Bald folgte die Herstellung anthroposophischer Arzneimittel, kurz darauf wurde die erste anthroposophische Klinik in Arlesheim (Schweiz) eröffnet. Heutzutage gibt es eine Vielzahl von Arztpraxen sowie mehrere Kliniken, die auf Grundlage der anthroposophisch erweiterten Medizin arbeiten (siehe Adressanhang am Ende des Buches).

Anthroposophische Medizin ist keine Alternativmedizin

Bereits im Titel des oben erwähnten grundlegenden Werkes spiegeln sich zwei zentrale Anliegen: Die anthroposophische Medizin ist keine Alternativmedizin, ein Entweder-oder ist ihr fremd. Es geht, wie der Name schon sagt, um eine Erweiterung und Ergänzung der naturwissenschaftlichen Medizin. Sofern notwendig, finden die modernen medikamentösen oder operativen Verfahren ebenso Anwendung wie z.B. auch eine eventuelle Bestrahlung oder Chemotherapie in der Krebsbehandlung.

Medizin wird Heilkunst

Das zweite zentrale Anliegen ist die Entwicklung der *Medizin zu einer Heilkunst*. Spätestens mit dem Siegeszug der technischen Entwicklung in der Diagnostik und mit der Standardisierung der Therapien ist der individuelle Aspekt in der Medizin zu einem Großteil verloren gegangen. Schlagworte wie die «seelenlose Medizin» oder die «Apparatemedizin» stehen für diese Entwicklung. Damit in die Medizin die Heilkunst wieder Eingang findet, bedarf es eines ganzheitlichen Behandlungskonzeptes, das den Menschen nicht auf seinen physischen Leib reduziert.

Wichtig ist die umfassende Betrachtung einer Krankheit

Im Kern geht es der anthroposophischen Medizin um die ganz konkrete Einbeziehung der seelischen und geistigen Dimension des Menschseins. Dies meint nicht nur die Ebene des freundlichen und warmherzigen, dem Patienten zugewandten Arztes – wenngleich allein dies schon sehr viel ausmacht und natürlich einen Beitrag zur Vermenschlichung in der Medizin leistet –, sondern es ist eine Berücksichtigung der biographischen und schicksalsmäßigen Zusammenhänge notwendig, in die eine Krankheit einverwoben ist.

Einbeziehung von Seele und Geist

Um besser zu verstehen wie denn die Einbeziehung von Seele und Geist in der anthroposophischen Medizin geschieht, ist es sinnvoll, den Menschen im Hinblick auf seine Drei- und Viergliederung darzustellen.

Die Dreigliederung des menschlichen Organismus

1917 wurde von Rudolf Steiner die «Dreigliederung des menschlichen Organismus» entwickelt und dargestellt. Diese Erkenntnis bietet die Möglichkeit, den Menschen in seiner leiblichen Gestalt und in seinem seelisch-geistigen Wesen in einer grundlegend neuen Weise zu verstehen.

Das Nerven-Sinnes-System: Es umfasst das Gehirn mit den Sinnesorganen, das Rückenmark, das so genannte autonome Nervensystem und die peripheren Nerven. Das Gehirn bildet die leibliche Grundlage für alle Denkprozesse und integriert die Wahrnehmungen der Sinnesorgane. Die Nervenzellen (die so genannten Neurone) sind in der Hirnrinde lokalisiert und senden ihre Ausläufer (Axone), mit einigen Zwischenstationen, in den übrigen Körper zu den verschiedenen Organen. Bereits zum Zeitpunkt der Geburt ist das Nerven-Sinnes-System in seiner Anlage vollständig ausgebildet und erfährt nun insbesondere in den ersten Lebensjahren eine wesentliche Differenzierung und Ausreifung. Dabei werden die Verbindungen zwischen den einzelnen Nervenzellen ausgebildet, das Wachstum an sich ist bereits abgeschlossen. Bildlich gesprochen wird das Nervensystem, insbesondere das Gehirn bei Säugling und Kleinkind, wie von außen plastisch gestaltet. Die Umkreiskräfte, alle Sinneseindrücke, Farben, Formen, aber auch seelische Stimmungen und unser Verhalten, wirken auf dieses Nervensystem und gestalten es.

Alle Sinneseindrücke wirken auf unser Nervensystem und gestalten es

Der ganze Organismus wird in dieser Zeit in seiner feineren Architektur durch die Impulse aus der Umgebung beeinflusst. In verschiedenen Untersuchungen konnte sehr eindrucksvoll nachgewiesen werden, dass es eben nicht gleichgültig ist, in welcher räumlichen und seelischen Hülle ein Kind heranwächst.[1]

Die Schwierigkeit für uns diesen Zusammenhang zu begreifen, besteht darin, dass sich die Auswirkungen dieser Gesetzmäßigkeiten erst in viel späteren Lebensjahren zeigen. Eine gesunde

Konstitution, eine kräftige nervliche Grundlage oder die Fähigkeit, mit den Herausforderungen des Lebens kreativ umzugehen, haben so gesehen eben auch eine Ursache in dieser sehr frühen Entwicklungsphase.

Im Nerven-Sinnes-System steht die plastische Potenz mit einer Art «Gestaltungsfreiraum» einer im Prinzip zu Ende gekommenen Regenerationsfähigkeit gegenüber. So ist es dann auch zu verstehen, dass nach Schädigung einer bestimmten Gehirnregion (z.B. nach einem Schlaganfall) benachbarte oder auch entfernter liegende Gehirnregionen die entsprechenden Funktionen zum Teil oder gänzlich übernehmen können. Ebenso ist die zeitlebens mögliche Lernfähigkeit Ausdruck dieser universellen Kraft. Für die uns zur Verfügung stehende Denkkraft zahlen wir sozusagen als Preis, dass die Regenerationskraft, d.h. die Zellneubildung im Nerven-Sinnes-System (bis auf wenige Ausnahmen) nicht mehr möglich ist.

Wie schon eingangs erwähnt, durchzieht dieses Nerven-Sinnes-System in feinsten Verzweigungen unseren gesamten Organismus. Es kann hierdurch auf differenzierte Weise die einzelnen Organprozesse wahrnehmen und strukturieren. Jede rhythmische Bewegung am Herzen oder bei der Darmperistaltik findet ihren Abglanz in einem harmonischen Zusammenspiel mit dem Nervensystem. Jede Gefühlsregung im sympathischen oder antipathischen Sinne wird von den Organen registriert und kann auf Dauer zu Funktionsstörungen führen. So sind viele Erkrankungen in der heutigen Zeit Folge eines aus dem Gleichgewicht geratenen Zusammenspiels des Nerven-Sinnes-Systems mit dem übrigen Organismus.

Die gesamte so genannte Psychosomatische Medizin befasst sich mit diesen «funktionellen Erkrankungen». Die äußerlich nicht sichtbare Erkrankungsebene, die sich auch dem Nachweis mit modernen Computer- oder Kernspintomographie-Untersuchungen entzieht, ist im individuellen Erkrankungsfall oft nur sehr schwer für den Patienten nachvollziehbar.

Wie kann ich denn krank sein, wenn alle Befunde «normal» sind? Wieso fühle ich eine so starke Beeinträchtigung meiner Gesundheit und meiner Vitalität, ohne dass man dieses Befinden objektiv in den Untersuchungsbefunden nachweisen kann? Am Ende kommen schlimmstenfalls Zweifel an der eigenen Wahrnehmung auf, die durch den behandelnden Arzt, der diese Zusammenhänge nicht mit dem nötigen Sachverstand vermittelt, noch verstärkt werden können.

Fragen nach dem Warum einer Krankheit ohne sichtbare Zeichen

Auf dem hier dargestellten Hintergrund zur Entwicklung des Nerven-Sinnes-Systems wird auch verständlich, warum gerade in der anthroposophischen Medizin und Pädagogik ein so großer Wert auf eine kindgemäße Entwicklung in den ersten Lebensjahren gelegt wird. Jegliche Überlastung des Nerven-Sinnes-Systems durch

Belastungen des Nerven-Sinnes-Systems

- ein Überangebot an Sinnesreizen,
- eine aufgeregte und nervöse Umgebung,
- eine unrhythmische Lebensführung,
- einen zu stark intellektuell ausgerichteten Umgang

wirken auf das sich gestaltende, heranreifende Nervensystem ein und stören es in seinem Werden. Die Folgen einer derartigen Überforderung können sich dann in späteren Jahren als Nervosität und Unruhe sowie in verschiedenen Erkrankungen bemerkbar machen.

Das Stoffwechsel-Gliedmaßen-System: Alle Eingeweide mit den verschiedenen Bauchorganen sowie unsere Gliedmaßen gehören zu diesem Bereich. Solange wir gesund sind, haben wir fast keine Empfindung von dieser «Innenwelt». Nur wenn z.B. Bauchschmerzen, Blähungen oder Muskelkater uns plagen, tritt diese Region in unser Bewusstsein.

Insbesondere in der Nacht ist unser Stoffwechsel aktiv und baut die Substanzen auf, die wir des Tags für die Verrichtung unserer Arbeit benötigen. Darauf beruht auch das Geheimnis des Schlafes. Wir verlieren des Nachts mit dem Einschlafen das Bewusstsein

Nachts ist der Stoffwechsel aktiv, um für den Tag Energie zu liefern

und überlassen unseren Organismus ganz den aufbauenden Stoffwechselkräften, auf dass wir am Morgen erfrischt und gestärkt wieder erwachen. Das Hauptorgan für diesen Aufbauprozess ist die Leber. Im Gegensatz zum Gehirn finden wir in diesem Organ eine ungeheure Regenerationsfähigkeit. Selbst nach Entfernung der Hälfte der Leber kann sich diese wieder komplett erneuern.

Der Wille greift in das Stoffwechsel-Gliedmaßen-System ein

Insbesondere unser Wille greift in das Stoffwechsel- Gliedmaßen-System gestaltend ein. Im Bereich des Stoffwechsels vollzieht sich, sobald wir Nahrung zu uns nehmen, ein «Kraftakt», bei dem diese Fremdsubstanz, sei es nun ein Apfel oder ein Stück Brot, vollständig bis in alle Einzelheiten verdaut und ihrer Eigenheit entkleidet wird. Gelingt uns dies nicht vollständig, so können z.B. verschiedene Allergien die Folge sein.

Wille und Handlung

Bei einer Bewegung ist uns der Entschluss – wenn es nicht gewohnte, wie «automatisch» ablaufende Handlungen sind – zwar bewusst, im Tun selbst aber «schlafen» wir jedoch sozusagen in unserem Willen ein. Besonders schön kann man an einem Kleinkind diese unermüdlich wirkende Willensnatur im Erlernen z.B. des Laufens studieren.

Das Stoffwechsel-Gliedmaßen-System hält den Organismus am Leben

Wir müssen uns dieses Stoffwechsel-Gliedmaßen-System so vorstellen, dass es zwar im Bauchbereich seinen Wirkungsschwerpunkt hat, darüber hinaus jedoch den ganzen Organismus durchzieht und am Leben erhält. Die Quelle allen Lebens liegt mit den Fortpflanzungsorganen ebenfalls in dieser Region, und auch die unsere Gesundheit speisenden und sie immer wieder hervorbringenden Kräfte haben hier ihren Wirkungsschwerpunkt.

Das Rhythmische System: Zu diesem Bereich werden die Organe im Brustbereich, aber auch das ganze Blutgefäßsystem gezählt. Wie der Name schon sagt, ist diese Region in besonderem Maße mit dem rhythmischen Geschehen im Menschen verbunden. So werden nicht nur Blutdruck, Puls, Herzschlag und Atmung hierzu gezählt, sondern auch alle feineren rhythmischen Phänomene, die sich in unserem Organismus abspielen.

Wir kennen inzwischen eine unendliche Vielzahl von Prozessen, die alle in einem eigenen Rhythmus ablaufen. Die Erneuerung der Blutkörperchen, das rhythmische Zusammenspiel der Verdauungssäfte, die Temperaturregulation, das reiche Hormongeschehen oder die Wachstums- und Erneuerungsprozesse gliedern sich alle mit den ihnen eigenen Rhythmen in den Organismus ein. Ein schönes Bild ist der Vergleich mit einem Symphonieorchester, in dem jede Instrumentengruppe ihren eigenen Rhythmus und ihre eigene Melodie spielt. Nur in dem richtigen Zusammenklang entsteht dann die Symphonie – das Kunstwerk.

Die rhythmischen Prozesse des Körpers

Man kann sich also den ganzen Menschen wie von einem zweiten Menschen durchzogen vorstellen, der ebenso wie die Nervenorganisation bis in die Peripherie hinein wirksam ist. Ein Sinnbild hierfür kann das Gefäßsystem sein, das mit seinen Kapillaren – den kleinsten Blutgefäßen – den Körper vollständig durchwebt.

Unrhythmische Lebensweise wirkt auf Herz und Kreislauf

In vielfältiger Weise ist auch dieses System in unserer Zeit häufig aus dem Gleichgewicht geraten. Häufigste Erkrankung in den Industriestaaten sind die so genannten Herz-Kreislauf-Erkrankungen, die neben vielen anderen Faktoren auch auf unsere unrhythmische, hektische Lebensweise zurückgeführt werden müssen.

Zusammengefasst lässt sich sagen: An dem einen Pol steht die Nerven-Sinnes-Organisation, die mit den verschiedenen Sinnen uns die Welt zur Wahrnehmung bringt. Mit unserem Bewusstsein sind wir tagsüber mit der Welt verbunden. Kennzeichnend für diesen Prozess ist das Überwiegen des Abbaus in unserem Körper: Wir werden müde und müssen unserem Körper in der Nacht Zeit für die Regeneration lassen. Das Gehirn wirkt tagsüber wie ein Spiegelungsorgan der Außenwelt – im Vorgang des Denkens erschaffen wir uns ein inneres Bild von der Welt.

Der Mensch zwischen den Polen – zwischen innen und außen

An dem anderen Pol liegt das Stoffwechsel-Gliedmaßen-System mit seinen mehr schlafenden, erneuernden, unsere Gesundheit erhaltenden Qualitäten. In ihm kann sich der freie Wille mittels der Gliedmaßen in unserem Tun und Schaffen entfalten.

Nerven-Sinnes-System
Kopf – oben

wachend, Abbau

Rhythmisches System
Brust – Mitte

träumend, Ausgleich

Stoffwechsel-
Gliedmaßen-System
Bauch – unten

schlafend, Aufbau

Denken
Geist

Fühlen
Seele

Wollen
Leib

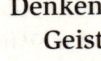

Dazwischen finden wir in der Brust das Rhythmische System mit seiner vermittelnden und ausgleichenden Qualität verkörpert durch die Organe Lunge und Herz. In diesem Bereich herrscht ein mehr träumendes Bewusstsein. Die Atmung und der Herzschlag im Zusammenwirken mit dem Blutdruck dringen nur im Krankheitsfall in Form von Rhythmus-, Blutdruck- oder Atemstörungen in unsere Wahrnehmung. Auch die feineren Rhythmen der Temperatur und Hormonregulation bis hin zu unserem in Sympathie und Antipathie schwingenden Gefühlsleben stehen in Zusammenhang mit diesem Bereich.

Die Viergliederung des Menschen

In früheren Zeiten war es noch selbstverständliche Anschauung, dass der Mensch mit einem Geist und einer Seele erfüllt ist. Man fühlte sich wie durchdrungen von der Existenz und Anwesenheit der göttlichen Welt und war in seinem Sein verbunden mit dieser für unsere irdischen Sinne unsichtbaren Welt.

Verbindung des Menschen zur göttlichen Welt

Mit dem Beginn der Neuzeit und den mannigfaltigen Entdeckungen und Erfindungen verlor sich diese Sicherheit immer mehr. Wesentlicher Ausdruck dieser Entwicklung ist die ab dem 9. Jahrhundert allmählich sich bildende Anschauung, nach der man den Menschen nur noch als ein beseeltes Wesen betrachtete, dass nicht von einem individuellen Geist durchdrungen ist.

Mensch als beseeltes Wesen ohne individuellen Geist

Man kann diese Entwicklung in vielen Bereichen ablesen und nachvollziehen. Sei es in der Philosophie oder den sich rasant entwickelnden Naturwissenschaften, überall finden wir einen Rückzug und eine Ablösung von dieser göttlichen Welt. Auch in der Medizin wurde dieser Weg beschritten, sodass das von Generation zu Generation weitergegebene Wissen von Heilkräutern oder die teils noch hellseherische Heilkunst – wie sie z.B. in dem altägyptischen Tempelschlaf oder bei den Schamanen praktiziert

Materialismus als Endpunkt einer Entwicklung

wurde – immer mehr verloren ging. In diesem Sinne ist die Entstehung des Materialismus, der nur noch die irdischen Vorgänge als real ansieht und gelten lässt, der konsequente Endpunkt dieser Entwicklung.

Entstehung der Anthroposophie In diese Zeit der Hochblüte des Materialismus hinein entwickelte Rudolf Steiner die Anthroposophie. Unter Einbeziehung der modernen Ergebnisse der Naturwissenschaften schilderte er in seinem umfangreichen Werk detailliert Methoden und Wege, wie man einen zeitgemäßen Zugang zu den «verlorengegangenen Götterwelten» erlangen kann. Dabei kommt es insbesondere auf eine ausdauernde Schulung des Denkens an, wie sie z.B. in dem Werk *Wie erlangt man Erkenntnisse der höheren Welten* beschrieben wird. Es geht nicht um eine Wiederbelebung des alten hellseherischen, aber nicht vollbewussten «Schauens», sondern um eine moderne, zeitgemäße Art, wieder Anschluss an die geistige Welt zu finden.

Mensch als Leib, Seele und Geist Die innerhalb der Anthroposophie entwickelte Menschen- und Naturerkenntnis floss in die verschiedensten Lebensfelder hinein. Genannt seien die Waldorfschulen, die anthroposophisch orientierte Heilpädagogik oder eben die anthroposophische Medizin. All diesen verschiedenen lebenspraktischen Ausformungen der Anthroposophie gemeinsam, ist die Wesenserkenntnis des Menschen als Individuum mit Leib, Seele und Geist.

Die von Rudolf Steiner entwickelte Viergliederung des Menschen ist eine Hilfe, das Wirken von Geist und Seele im menschlichen Organismus zu verstehen.

Physischer Leib oder Stoffleib

Der physische Leib gibt uns die irdische Grundlage unseres Daseins. So wie wir ohne die feste Erde keinen Boden unter den Füßen haben könnten, so brauchen wir als Menschen unseren physischen Leib. Er ist aus den irdischen Substanzen heraus gebildet und zerfällt nach dem Tode wieder. Nur in dem Leichnam tritt uns der Stoffleib in reiner Form entgegen. Der physische Leib hat eine direkte Beziehung zu der mineralischen Welt, man kann auch sagen, sämtliche Elemente in den festen Bestandteilen unseres Körpers entstammen der unbelebten Natur. Besonders finden wir diese Substanzen in den Nerven, Knochen und Sinneszellen, aber auch in dem gesamten Stütz- und Bindegewebe.

Der physische Leib bildet die Grundlage unseres irdischen Daseins

Der Lebensleib oder Bildekräfteleib

Mit der nächst höheren Stufe treffen wir auf die Sphäre des Lebendigen, die wir mit Pflanzen und Tieren teilen. Alles in unserem Organismus steht unter dem Einfluss dieses Prinzips, sodass man in der anthroposophischen Medizin auch von einem Bildekräfteleib (Ätherleib) spricht. Damit ist jene Ebene gemeint, die wir umgangssprachlich auch mit Vitalität in Bezug auf die Lebensvorgänge bezeichnen. In unserem Inneren existiert ein Sinn für diesen Zusammenhang. Wir fühlen uns gesund, stark und leistungsfähig oder angeschlagen, schwächlich und krank. Es gibt eine Empfindung in unserem Inneren, die uns als «Lebenssinn» übermittelt, wie es um diesen Kräftezusammenhang steht. Dieser Bereich ist für den anthroposophischen Arzt von entscheidender Bedeutung, weil man sich gerade im Krankheitsfalle besonders an diesen «Leib» wenden und sich um ihn kümmern muss. Gelingt es uns, diese Ebene der Bildekräfte, diese Ebene des Erneuerns und Regenerierens anzuregen, so verhelfen wir dem Organismus zu neuer Gesundheit. Innerhalb unseres Organismus ist dieser Lebensleib insbesondere mit allem Flüssigen verbunden. Nicht umsonst wird das Wasser auch als «Lebenselixier» bezeichnet. Der Bildekräfteleib bringt die Substanzen in Verbindung zueinander und enthebt sie ein Stück weit der Schwerkraft. Der Säftestrom in Pflanze, Tier und Mensch ist Ausdruck dieses Wirkens.

Der Lebensleib erneuert und regeneriert unseren Organismus

«Lebenssinn» als Gradmesser unserer Gesundheit

Der Seelen- oder Empfindungsleib

Der Seelenleib wirkt in den rhythmischen Prozessen und im Bereich der Gefühle

Das dritte Glied steht in Zusammenhang mit dem, was wir als Seele bezeichnen. Auch im Tierreich sind seelische Qualitäten, wenn auch in stark unterschiedlichem Maße, anzutreffen. Schmerz, Trauer, Freude und Lust sind einige der mannigfaltigen Empfindungen, die in unserer Seele in bestimmten Situationen auftreten können. Besonders in der Phase der Pubertät finden wir einen Lebensabschnitt, in dem diese Gefühlsregungen oftmals besonders stürmisch und in Extremen erlebt werden.

«Himmelhoch jauchzend, zu Tode betrübt» – bezeichnet die Spannweite der Gefühle. In ganz unterschiedlicher Form finden diese im Leiblichen ihren Ausdruck. So kann dem einen «der Kragen platzen», der andere «läuft rot an» oder «erstarrt zu einer Salzsäule».

Im Vergleich zu der festen Form des Stoffleibes und der mehr flüssigen des Lebensleibes ist der Seelenleib mehr flüchtiger, luftförmiger Natur und entzieht sich damit noch mehr unserer irdischen Anschauung. In den körperlichen Vorgängen spiegelt sich dieser Seelenleib (Astralleib) insbesondere in dem überaus weiten Feld aller rhythmisch verlaufenden Prozesse sowie in der Hormonregulation, sei es im Bereich der Verdauung, dem Kreislauf oder der Nervenfunktion.

Der Ich-Leib oder die Ich-Organisation

Der Ich-Leib ist Träger der eigenen Persönlichkeit und geistigen Impulse

Nur der Mensch ist Träger eines Ich-Leibes, in diesem offenbart sich unser geistiger Wesenskern. Durchschnittlich im dritten Lebensjahr beginnt der Mensch in seiner Entwicklung das Wort «Ich» als Bezeichnung für sich selbst zu verwenden. Ab diesem Zeitpunkt tritt die Persönlichkeit eines jeden Menschen immer unverwechselbarer zutage, bis dann mit der Volljährigkeit auch die volle Verantwortung für sein Handeln mit allen Rechten und Pflichten erreicht ist.

Es gibt also einen Teil unseres Ich-Leibes, der Träger aller geistigen Impulse ist und der auch den Bereich unseres Selbstbewusstseins umschließt. Dieser Teil lebt sozusagen ganz in einer geistigen Sphäre und taucht nur in den Denkvorgängen und im Selbstbewusstsein auf: «cogito ergo sum – ich denke, also bin ich», konstatierte schon der Philosoph René Descartes (1596–1650).

Ein anderer Teil durchzieht in einer uns unbewussten Form unseren Organismus. In dem Element der Wärme findet diese Ich-Organisation innerhalb unseres Leibes ihren individuellen Abdruck. Dieser differenzierte, sehr fein gegliederte Wärmeorganismus wird, ebenso wie die anderen Lebensprozesse, durch die Ich-Organisation als geistiges Wirkprinzip gelenkt und gesteuert. Als Bild mag hier der Vergleich mit einem Architekten, der die Arbeiter am Bau anweist und lenkt, dienen.

Krankheit lässt den Wert der Gesundheit erkennen,

Das Böse den Wert des Guten,

Hunger die Sättigung,

Ermüdung den Wert der Ruhe.

Heraklit

Gesundheit und Krankheit

Unser Gesundheitssystem ist stark auf die Beseitigung, Beherrschung und Unterdrückung verschiedener Krankheiten ausgerichtet. Doch es sollten bei den Überlegungen zum Thema Gesundheit und Krankheit nicht nur die allgemein bekannten Gesundheitsrisiken wie beispielsweise Übergewicht, Alkohol oder
Nikotin behandelt und durchdacht werden – schon der französi-
sche Schriftsteller André Gide (1861–1959) bemerkte treffend:
«Ich glaube, dass die Krankheiten Schlüssel sind, die uns bestimmte Tore öffnen.»
Und schließlich gilt es, auch die Gesundheit als aktiven Prozess
zu begreifen, der bewusst wahrgenommen und gefördert werden sollte.

Bevor wir uns im Speziellen mit dem Krankheitsbild der Migräne
beschäftigen, seien zuvor einige grundlegende Gedanken zum
Thema Gesundheit und Krankheit erörtert. Viele Erkrankungen
können bereits mit allgemeinen Änderungen des Lebensstils beeinflusst werden. Bei den Kopfschmerzerkrankungen ist dieser
Zusammenhang besonders deutlich. Es geht nun bei den Fragen
nach Gesundheit und Krankheit nicht um den Umgang mit den
allgemein bekannten Gesundheitsrisiken wie Alkohol, Nikotin

Der Lebensstil beeinflusst Erkrankungen

und Übergewicht, die in unserer Wohlstandsgesellschaft zahlenmäßig das größte Problem darstellen. Im Mittelpunkt stehen vielmehr die inneren Fragen, die auftauchen können, wenn man mit einer Krankheit konfrontiert wird.

Gesundheit ist nicht käuflich

Wenn es nach den finanziellen Mitteln ginge, die wir für unsere Gesundheit ausgeben,[2] müssten wir alle sehr krank sein. Oder umgekehrt: Man könnte auch meinen, wir sollten dann wenigstens besonders gesund sein oder länger wie andere Völker leben. Keine der beiden Vermutungen trifft zu. Grund dafür ist, dass kein strenger Zusammenhang zwischen unserer Gesundheit und den dafür eingesetzten finanziellen Mitteln besteht. Vereinfacht ausgedrückt könnte man auch sagen: Man kann sich Gesundheit nicht kaufen. Dies ist natürlich stark verkürzt und entspricht in dieser Form nicht ganz der Wahrheit. Wir werden jedoch durch die gewaltigen Beiträge, die wir in unser Gesundheitssystem stecken, unweigerlich auf die Frage nach dem *Wesen* von Gesundheit und Krankheit verwiesen.

Nicht nur über Krankheit, auch über Gesundheit sollte nachgedacht werden

Im Allgemeinen machen wir uns erst Gedanken, wenn «das Kind schon recht tief in den Brunnen gefallen ist». Unsere Art des Gesundheitssystems ist sehr stark auf die Beseitigung, Beherrschung und Unterdrückung verschiedenster Krankheiten orientiert. Für die Krankheitsvorbeugung, d.h. die Prävention werden im Vergleich minimale Beträge aufgewendet, ganz zu schweigen von den geringen Forschungen, die auf diesem Feld erfolgen.

Wir stellen uns Fragen in Bezug auf die Krankheit und nicht die Gesundheit: Warum habe ich diese oder jene Krankheit bekommen? Andersherum könnte man sich auch fragen: Warum bin ich in dieser oder jener Situation gesund geblieben? Was war es, das mir geholfen hat, jetzt nicht diese überall grassierende Erkältung zu bekommen?

Gesundheit als aktiver Prozess

Ein ungewohnter Gedankengang und Blickwinkel, weil wir im Allgemeinen in den Zeiten, in denen wir gesund sind, nicht auf die Idee kommen, dass es sich dabei *auch* um einen *aktiven Prozess* handelt.

Normalerweise sind wir geneigt, die Gründe der Krankheit außerhalb von uns selbst zu suchen: der Föhn, die Viren, der Staub, der Lärm, der Stress oder wie auch immer die unzähligen auslösenden Faktoren alle heißen mögen. Wir werden sozusagen von einer Krankheit befallen – die Grippe oder sonst eine Erkältung nimmt uns in Beschlag. Die Gesundung schreitet dann mehr oder weniger rasch voran. Dabei stellt sich die Frage: Was können wir selbst dazu aktiv beitragen? Kennen wir denn genauso viele Gesundheitsfaktoren wie Krankheitsfaktoren? Ich behaupte: nein! Wir stehen hier noch ganz am Anfang und haben als Ärzte und Patienten eben erst begonnen, uns dafür zu interessieren.

Gründe von Krankheiten werden meist außerhalb gesucht

Die Verhältnisse sind bei genauerer Betrachtung jedoch erheblich komplizierter. Jeder Tag beinhaltet bereits einen Pendelschlag zwischen Gesundheit und Krankheit. Wenn wir erwachen kommen wir aus der Nacht mit neuen Kräften in den Tag. Der Organismus hat sich in der Nacht regeneriert, in aller Stille und Ruhe sind eine Vielzahl von Stoffwechselprozessen in uns abgelaufen, die unsere Gesundheit zum Ziele haben. Am Tage dann werden wir mit unserem Bewusstsein aktiv, eine Fülle von Aufgaben werden während der Arbeit bewältigt, das Nerven-Sinnes-System wird beansprucht und dominiert das Geschehen. Wir sind im Gegensatz zur Nacht ganz in die Außenwelt orientiert. Dies bedeutet leiblich gesehen Abbau. Am Abend werden wir müde und müssen irgendwann schlafen.

Schon an einem Tag pendeln wir zwischen Gesundheit und Krankheit

Jeder Tag ist somit ein kleines Bild dafür, was eigentlich das Wesen von Gesundheit und Krankheit ausmacht. So lässt sich unschwer an dieser Darstellung erkennen, dass beide Seiten, die Tag- und die Nachtseite, zusammengehören. Wir ringen täglich auf einer unbewussten Ebene um dieses Gleichgewicht zwischen den *abbauenden* und den *aufbauenden Kräften.*

Gleichgewicht zwischen Ab- und Aufbau

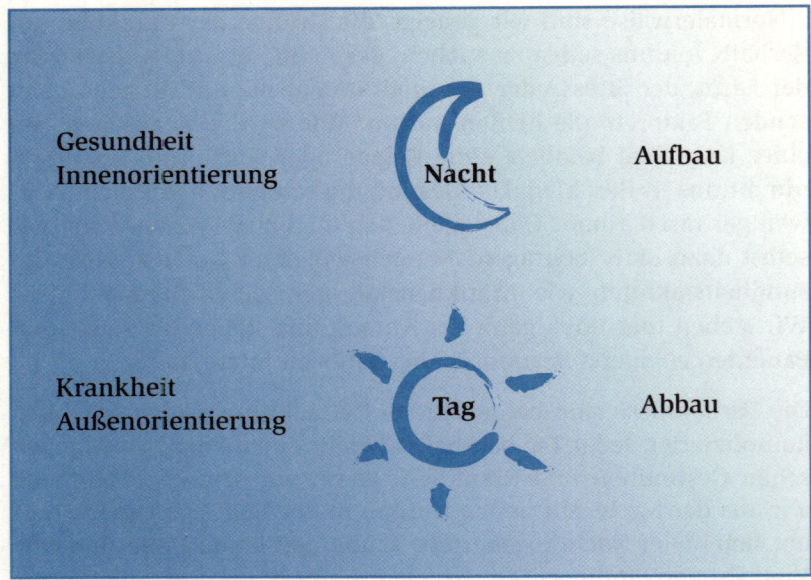

Gesundheit
Innenorientierung

Nacht

Aufbau

Krankheit
Außenorientierung

Tag

Abbau

Fragen zum eigenen Lebensrhythmus Gesundheit und Krankheit sind unter diesem Blickwinkel eine Frage des Zusammenklanges, eine in gewisser Weise musikalische Frage oder auch eine Frage nach dem rechten Lebensrhythmus.

In beiden Bereichen gibt es unzählige Möglichkeiten, gesundend oder krankmachend einzuwirken. Einige Fragen stellen sich hieraus unmittelbar: Wie gestalte ich den Tagesablauf, wie lebe ich in diesem Ablauf? Wie gehe ich in die Nacht? Wie ist der Schlaf?

Krankheit ist untrennbar mit dem Menschsein verbunden Wie wir gesehen haben, ist Krankheit untrennbar mit unserem Menschsein verknüpft. Gesundheit und Krankheit erhalten unter diesem Blickwinkel einen anderen Stellenwert.

Der Menschheitstraum, alle Krankheiten zu besiegen, erweist sich als Utopie. Sicherlich konnten schon einige Krankheiten «ausgerottet» werden, berühmtestes Beispiel sind die Pocken, doch kamen gewissermaßen am anderen Ende des Gesundheits-Krankheits-Spektrums, neue, moderne Krankheiten, wie z.B. AIDS, in die Welt.

Dies heißt beileibe nicht, dass wir die Hände in den Schoß legen sollten. Ganz im Gegenteil: Der Kampf um eine Gesundung der Menschheit ist sehr wohl berechtigt und in diesem Sinne ja auch schon elementarer Bestandteil im hippokratischen Eid der Ärzte.

Eine Perspektive, die über diese übergeordnete, mehr menschheitlich grundsätzliche Betrachtung hinausweist, kann sich nur entwickeln, wenn man auf das individuelle Schicksal blickt. Welche Bedeutung sehe ich in meiner ganz persönlichen Erkrankung? Welche Entwicklung wird mir dadurch ermöglicht? *Blick auf das individuelle Schicksal*

In der Krankheitssituation selbst sind wir oft blind, erkennen keinen Weg oder Sinn. Es gelingt meist erst im Nachhinein, einen inneren Zugang zu dieser Frage zu entwickeln. Am ehesten kann vielleicht ein Verständnis beim Miterleben von Kinderkrankheiten, z.B. bei den eigenen Kindern, entstehen. Es zeigt sich dabei immer wieder, dass nach dem Überstehen einer derartigen Krankheit ein bestimmter Reifungs- und Entwicklungsschritt vollzogen werden kann. Das Kind ist ein Stück heimischer in seinem Leib geworden und kann seine individuellen Impulse besser realisieren. *Krankheit als Möglichkeit zu einer neuen Sichtweise*

Damit ist nicht gemeint, dass deshalb alle Kinderkrankheiten «nur gut» sind und im Einzelfall keine schwerwiegenden Komplikationen auftreten. Es bedarf vielmehr einer intensiven ärztlichen Begleitung und Behandlung, wenn man in diesem Sinne die Kinderkrankheiten, aber auch alle übrigen Erkrankungen, verstehen will. Unweigerlich verliert sich bei dieser Perspektive der sonst so oft bemühte «Zufall» als Erklärungsmodell für all das, was mit Gesundheit und Krankheit zusammenhängt. Bekannt sind ja auch Berichte von Menschen, die durch eine Krebserkrankung in ihrem Leben einen ganz wesentlichen, einen neuen Sinn entdecken konnten. Krankheit kann unter diesem Aspekt dann wie eine vorweggenommene Heilung verstanden werden und eine tiefe Bedeutung für den Betroffenen erlangen.

Oft erleben wir, dass man vielen belastenden Lebensereignissen, Stressmomenten und Ärgernissen nicht ausweichen kann. Aber stehen wir deshalb diesen Erlebnissen ausgeliefert und machtlos gegenüber? Was kennzeichnet Menschen, die bei derartig belastenden äußeren Ereignissen nicht aus ihrem Gleichgewicht geraten?

*Salutogenese –
die Lehre von
der Gesundheit*

Mit dieser grundlegenden Frage, die als exemplarische Formulierung auf dem Forschungsgebiet der Salutogenese gelten kann, beschäftigte sich einer ihrer Begründer über Jahrzehnte.

Aaron Antonovsky (1923–1994), Professor für Soziologie, konnte in beeindruckender Weise zeigen, dass bei Menschen, die schwerste belastende Lebensereignisse – wie z.B. die Gefangenschaft in einem Konzentrationslager – unbeschadet überstanden hatten, drei Qualitäten besonders stark ausgebildet waren. Antonovsky entwickelte in diesem Zusammenhang den Begriff des «Kohärenzgefühls». Dieses ist durch ein andauerndes und durchdringendes Vertrauen in die einem begegnenden inneren und äußeren Lebenssituationen gekennzeichnet. Die dabei entdeckten drei besonderen Eigenschaften lassen sich wie folgt charakterisieren:

*Das
Kohärenzgefühl –
Vertrauen in alle
Lebenssituationen*

*Verstehbarkeit der
Welt hängt eng mit
der Fage nach dem
«Sinn des Lebens»
zusammen*

Verstehbarkeit: Dieser Begriff bezieht sich auf unsere denkerische Fähigkeit, alle inneren wie auch äußeren Ereignisse in einen sinnvollen Zusammenhang einzuordnen. Damit ist natürlich nicht gemeint, dass diese in der Vergangenheit oder Zukunft uns begegnenden Lebensereignisse erwünscht sind oder alle vorhersagbar und planbar seien. Denn selbstverständlich würde dies bei Tod, Krieg oder innerem Versagen nicht der Fall sein. Verstehbarkeit kann jeder nur für sich entwickeln. Dieser Begriff steht in enger Verbindung zu einer übergeordneten Perspektive, der Suche nach dem «Sinn des Lebens».

*Ereignisse
bekommen
Bedeutung,
wenn wir uns
mit ihnen
verbinden*

Bedeutsamkeit: Ein Ding, eine Sache oder ein Ereignis wird für uns dadurch bedeutsam, dass wir uns damit verbinden. Wenn wir für etwas «Feuer und Flamme» sind, so erleben wir automatisch diese Verbindung nicht nur gedanklich, sondern auch auf der Gefühlsebene. Wir stellen eine Beziehung her, sei es zu einem Menschen, einer Sache oder einer Aufgabe.

Verstehbarkeit Sinnfrage	Denken
Bedeutsamkeit Beziehungsfrage	Fühlen
Handhabbarkeit Mutfrage	Wollen

Handhabbarkeit: Diese dritte Komponente umfasst geeignete Strategien sowohl innerer wie auch äußerer Art, den Anforderungen, vor die man in seinem Leben gestellt wird, zu begegnen. Schwerwiegende und sehr bedauerliche Ereignisse treten in jedem Leben auf und müssen auf die eine oder andere Weise bewältigt werden. Bedeutsam dabei ist die Frage, ob ich mich als Opfer und vom Leben ungerecht behandelt fühle oder ob es mir gelingt, mit Hilfe innerer Werte, äußeren Beistands oder sonst einer von mir persönlich als richtig erlebten Kraftquelle – dies kann ein starker innerer Bezug zu einer Religion oder Weltanschauung sein – diese Lebensprüfungen zu bestehen. Angesprochen wird hierbei die Sphäre des Willens verbunden mit der Frage nach dem eigenen Mut, dieser Situation wahrhaftig zu begegnen.

Wille und Mut entwickeln, um den Anforderungen des Lebens zu begegnen

Diese nur skizzenhaft angedeuteten Zusammenhänge sind als Anregung gedacht, sich weiter mit diesem überaus interessanten Gebiet zu beschäftigen. Sicherlich wird sich, wenn man über Jahre immer wieder diese Fragen bewegt und in das eigene Leben zu integrieren versucht, ein persönlicher Zugang entwickeln. Und so kann es gerade mit einer derartigen Sichtweise vielleicht besser gelingen, einen positiven Weg zu den Herausforderungen, die das Leben an uns stellt, zu finden.

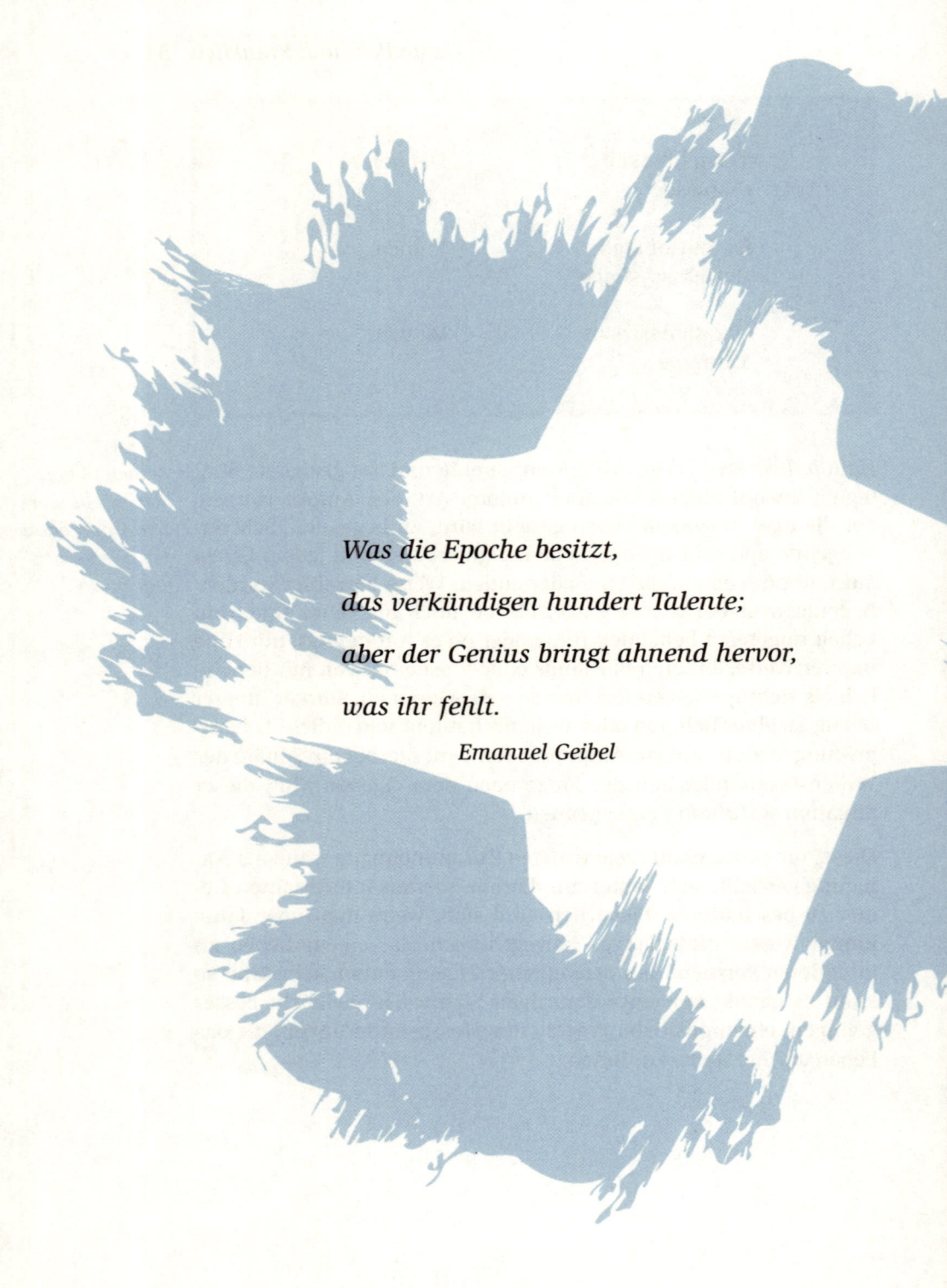

Was die Epoche besitzt,

das verkündigen hundert Talente;

aber der Genius bringt ahnend hervor,

was ihr fehlt.

Emanuel Geibel

Kopfschmerzen im Spiegel der geschichtlichen Entwicklung

Wenngleich schon Hippokrates um 400 v. Chr. grundlegende Überlegungen zum Thema Kopfschmerz anstellte, so gab es bis ins letzte Jahrhundert hinein nur wenige Möglichkeiten, diese Schmerzen zu behandeln. Einem Schicksal gleich, waren sie Begleiter des Menschen, die man auf die verschiedenste Weise zu vertreiben versuchte und auch heute noch versucht.

In der ganzen medizingeschichtlichen Entwicklung gab es bis in das letzte Jahrhundert nur wenige Möglichkeiten, Schmerzen zu behandeln. Einem Schicksal gleich, war der Schmerz in dieser Zeit ein ständiger Begleiter vieler Krankheiten. Man kann nur erahnen, welche Schmerzen die Menschen der damaligen Zeit durch Unfälle oder auch schon frühe Eingriffe, die Operationen ähnlich waren, aushalten mussten. Zwar war die gesamte leibliche Konstitution noch eine andere, doch Funde aus der Steinzeit weisen bereits darauf hin, dass sogar rundliche Bohrungen, so genannte Trepanationen,[3] am lebenden Menschen durchgeführt wurden.

Mit Entwicklung der modernen Medizin ergaben sich nicht nur neue Behandlungsmöglichkeiten für verschiedene Krankheiten, sondern auch gegen die damit oftmals verbundenen Schmerzen. Allerdings ist es noch nicht so lange her, im Jahre 1846, dass die erste Ätherinhalationsnarkose in den USA durchgeführt wurde.

Schmerztherapie als Teil der modernen Medizin

Heutzutage gibt es in fast jeder größeren Stadt speziell geschulte Ärzte zur Schmerztherapie. Verbunden ist damit die Entwicklung, Schmerzen soweit als möglich zu bekämpfen und medikamentös zu unterdrücken. So scheint es auch vorstellbar, dass in Zukunft ein «Recht auf Schmerzfreiheit» in der Medizin verankert werden wird und somit ein Nachdenken über den Sinn von Schmerzen immer mehr ins Abseits gerät.

Überlegungen zum Kopfschmerz finden sich schon bei Hippokrates

In den ältesten Aufzeichnungen aus der Frühgeschichte der Medizin wurden Schmerzen und insbesondere auch Kopfschmerzen in Verbindung mit lebendigen Krankheitswesen gesehen – man fühlte sich berührt, verhext oder von einem Dämon befallen. Auch die Trepanationen können als Versuch verstanden werden, die bösen Geister entweichen zu lassen. Der griechische Arzt Hippokrates (um 460–370 v. Chr.) betrachtete giftige Dämpfe von der Leber zum Kopfe aufsteigend als die Hauptursache von Kopfschmerzen. In diesem Bilde ist erlebbar, wie man nun schon die Krankheitsursachen mehr im Inneren des Menschen zu suchen begann. Der in Rom praktizierende, in der Antike neben Hippokrates wohl berühmteste Arzt war Galen, lat. Claudius Galenus (um 129–200 n. Chr.). Von ihm stammt der Begriff «Hemicrania» als Ausdruck für halbseitige, immer wiederkehrende Kopfschmerzen. Aus diesem Wort entwickelte sich die heute gebräuchliche Bezeichnung Migräne.

«Hemicrania» – ein alter Ausdruck für Migräne

Bis hinein in das ausgehende Mittelalter wurde den Kopfschmerzen durch Aderlass, Bäderkuren sowie Blutreinigung mit verschiedenen Kräutern und Auflagen begegnet. Später kamen in Europa auch Opiumtinkturen oder bei den Inka-Stämmen Extrakte aus der Cocapflanze, die in einen offenen Schnitt an der Kopfhaut geträufelt wurden, hinzu.

Viele Berühmtheiten aus Wissenschaft, Religion, Literatur und Kunst litten unter Migräne – genannt seien der Apostel Paulus, Hildegard von Bingen, Charles Darwin, Frédéric Chopin und Immanuel Kant.

Erst durch Thomas Willis (1621–1675), Professor in Oxford und bedeutender Arzt seiner Zeit, wurde im 17. Jahrhundert die «vaskuläre Hypothese» als Ursache für die Migräne formuliert. Auf dem Hintergrund seiner Gehirn- und Nervenstudien gelangte er zu der Überzeugung, dass die «megrim» (Migräne) Folge eines Anschwellens der Hirngefäße sei. Diese Ansicht bildete über die folgenden Jahrhunderte die Grundlage für die Entwicklung und Erprobung verschiedener Medikamente gegen die Migräne.

Im 17. Jahrhundert galt das Anschwellen der Hirngefäße als Ursache für die «megrim»

Von Massenvergiftungen mit dem von einem Schimmelpilz befallenen Getreide (Mutterkorn) war zur damaligen Zeit bereits das Phänomen des «Ergotismus» bekannt, bei dem Durchblutungsstörungen und Krämpfe bis hin zum Absterben von Händen oder Füßen entstehen können. Und so wurden schon 1868 noch sehr unreine, so genannte Ergot-Alkaloide hergestellt, welche die bei der Migräne geweiteten Hirngefäße verengen sollten.

Edward Liveing (1827–1924), Professor für Chemie in Cambridge, publizierte schließlich 1873 die Hypothese, dass der Migräne eine Nervenentzündung zu Grunde liege, die durch «nervöse Stürme» hervorgerufen werde.

Im 19. Jahrhundert wurden Nervenentzündungen als Migräneursache angenommen

Die akademische Debatte, ob die Migräne ein eher gefäßbedingtes oder durch die Nerventätigkeit vermitteltes Leiden sei, hielt bis ins 20. Jahrhundert an.

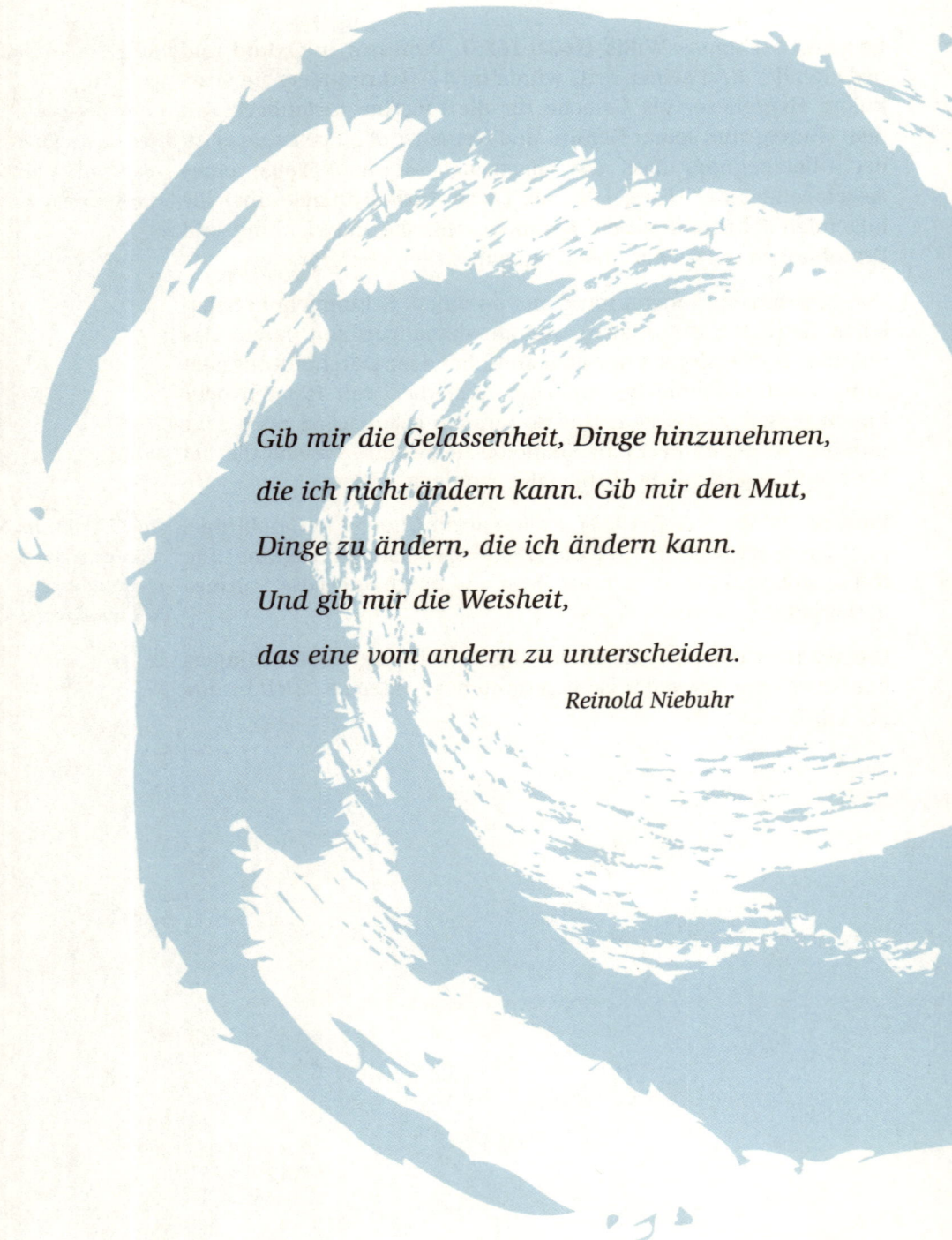

Gib mir die Gelassenheit, Dinge hinzunehmen,

die ich nicht ändern kann. Gib mir den Mut,

Dinge zu ändern, die ich ändern kann.

Und gib mir die Weisheit,

das eine vom andern zu unterscheiden.

Reinold Niebuhr

Vom Krankheitsbild der Migräne

Migräne als eine der häufigsten neurologischen Erkrankungen, betrifft allein in Deutschland fast 10 Mio. Menschen. Studien zu Erstauftreten, Dauer, Verbreitung unter Frauen und Männern oder Migräneart mögen zwar Tendenzen erkennen lassen, sagen jedoch wenig über die meist sehr individuell ausgeprägten Verläufe dieser Krankheit aus. Daher ist es wichtig, nicht nur die einzelnen Symptome und Erscheinungsformen der Migräne zu untersuchen, sondern das Augenmerk auch auf die persönliche, individuelle Ebene zu richten, die bei der Wahl der Behandlung eine entscheidende Rolle spielt.

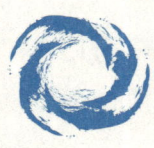

Zahlen und Fakten

*Fast 10 Mio.
Menschen in
Deutschland
sind von Migräne
betroffen*

Die Migräne zählt zu einer der häufigsten neurologischen Erkrankungen. Nach verschiedenen Untersuchungen leiden in der Bundesrepublik Deutschland 6–8 % aller Männer und 12–14 % aller Frauen an dieser Erkrankung. Dies bedeutet, dass mindestens 9–10 Mio. allein in Deutschland von Migräne betroffen sind. Dabei sind nur Personen erfasst, die mindestens einmal im Jahr eine Migräneattacke haben. Der Prozentsatz all derjenigen, die irgendwann in ihrem Leben eine Migräne erleiden, liegt deutlich höher. In der ersten repräsentativen Befragung[4] in Deutschland zur Häufigkeit von Kopfschmerzen aus dem Jahre 1993 wurde bei 27,5 % eine Migräne diagnostiziert.

Große Studien bezüglich der geographischen Verteilung ergaben für Europa, Nord- und Südamerika keine größeren Unterschiede. Es fanden sich allerdings in China und Japan zum Teil deutlich niedrigere Erkrankungsraten, so genannte Prävalenzraten.[5]

*Migräne beginnt
meist in der
Pubertät.
Die größte
Häufigkeit liegt
im Alter von
35 bis 45 Jahren*

Meist beginnt die Migräne in der Pubertät. Es gibt jedoch auch schon Kinder, die ab dem 3. oder 4. Lebensjahr an Migräne leiden. Im Vergleich zu Erwachsenen ist die Dauer der Kopfschmerzen mit im Mittel 4 Stunden wesentlich kürzer. Vor der Pubertät sind Jungen und Mädchen in etwa gleich mit 4–5 % betroffen. Danach tritt die Migräne deutlich häufiger bei Frauen als bei Männern auf. Frauen sind den Untersuchungen zufolge je nach Alter 2 bis 3,5 mal häufiger von dieser Erkrankung betroffen. Auch die Dauer der Migräneattacken ist bei Frauen wesentlich länger.

Mit zunehmendem Alter wird es immer unwahrscheinlicher, erstmals an Migräne zu erkranken. Nur selten kann eine Migräne auch nach dem 50. Lebensjahr noch beginnen. Am häufigsten ist die Migräne im Alter zwischen 35 und 45 Jahren.

Hinter all diesen Zahlen darf man nicht die persönliche Ebene aus den Augen verlieren, die diese Erkrankung mit sich bringt. Oftmals stoßen die Betroffenen bei Freunden oder dem Arbeitgeber auf Unverständnis oder erleben Reaktionen, als wenn es sich bei

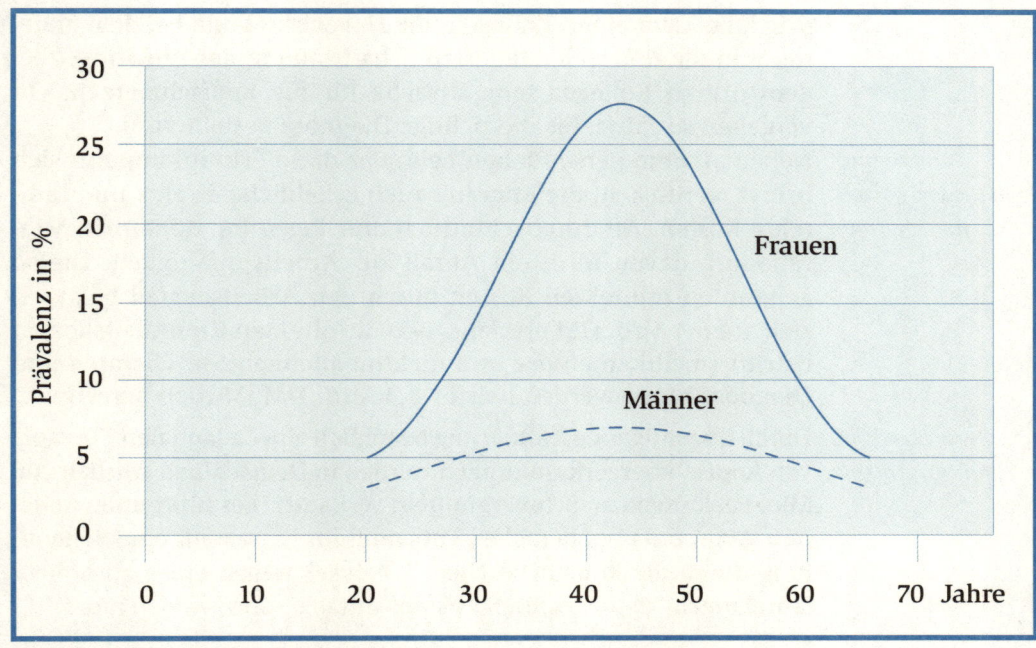

Prävalenz der Migräne bei Männern und Frauen

der Migräne um eine eingebildete Krankheit handeln würde. Sätze wie: «Man kann sich doch auch mal zusammenreißen» oder: «Musst du dir mal wieder deine Migräne nehmen?», sind keine Seltenheit. In dem Buch *Pünktchen und Anton* von Erich Kästner wird dieses Vorurteil in typischer Weise geschildert:

Hinter den Zahlen sollte die persönliche Ebene nicht vergessen werden

«Nach dem Mittagessen kriegte Frau Direktor Pogge Migräne. Migräne sind Kopfschmerzen, auch wenn man gar keine hat.»[6]

Hinzu kommt, dass durch unterschiedliche Beurteilung (der berühmte «Blick durch die Brille» des eigenen Fachgebiets) sowie geringe Kenntnis der verschiedenen Kopfschmerzerkrankungen bei Fach- und Hausärzten die Weichen für eine adäquate Behandlung nicht richtig gestellt werden. So ist dann der niedere Blut-

Verschiedene Ärzte – verschiedene Meinungen

druck bei dem einen Kollegen, die Halswirbelsäule bei dem anderen und die unterschiedlichsten Schadstoffe in der Außenwelt bei dem dritten Kollegen eine Ursache für die Kopfschmerzen. Oft vergehen so Jahre, bis die richtige Diagnose gestellt wird.

Direkte und indirekte Kosten der Migräne

Neben all dem persönlichen Leid, das diese Erkrankung mit sich bringt, verursacht die Migräne auch erhebliche direkte und indirekte Kosten. An durchschnittlich drei Tagen im Monat tritt Migräne auf, davon führt ein Anfall zur Arbeitsunfähigkeit. Die so genannten indirekten Kosten durch den Arbeitsausfall belaufen sich auf 6,4 Mrd. DM pro Jahr. Was die direkten Krankheitskosten betrifft (medikamentöse und nichtmedikamentöse Therapie und Diagnostik), so werden hierfür 3,4 Mrd. DM jährlich berechnet.

Schmerzmittel und ihre Folgen

Durch ungenügende Aufklärung bezüglich einer adäquaten Therapie von Kopfschmerzerkrankungen werden in Deutschland jährlich 200 Mio. Packungen an Schmerzmitteln verkauft. Dies führt unter anderem dazu, dass bei manchen Patienten im Extremfall eine Behandlung durch die künstliche Niere (Dialyse) wegen eines zu hohen, jahrelangen Schmerzmittelkonsums durchgeführt werden muss.

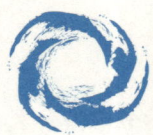

Migräne ohne Aura
oder einfache, gewöhnliche Migräne[7]

Der Kopfschmerz kündigt sich an – die Vor- oder Prodromalphase

In einer so genannten *Vor- oder Prodromalphase* vor der eigentlichen Migräneattacke spüren viele Patienten, dass sich «etwas zusammenbraut». Häufig kommt es zu Flüssigkeitseinlagerungen (Ödemen), zu Verstopfung oder Durchfall, Heißhunger auf Süßigkeiten, rastloser Überaktivität, einer besonderen Hochstimmung oder aber Gereiztheit. In dieser Phase, die bis zu zwei Tage dauern kann, können auch schon leichte Lichtempfindlichkeit und Konzentrationsstörungen bestehen, bis dann die eigentliche *Kopfschmerzphase* beginnt.

Dabei handelt es sich um mäßige bis starke, typischerweise einseitige Kopfschmerzen von pulsierend-pochender Qualität. Das Schmerzmaximum wird häufig über der Schläfe und im Bereich der Augen angegeben. Allerdings besteht diese typische Konstellation mit einseitiger Ausprägung des Kopfschmerzes nur bei ca. 60 %, ebenso kann im Prinzip jede Stelle am Kopf betroffen sein. Des Öfteren beginnen die Schmerzen im Nacken, weshalb fälschlicherweise die Halswirbelsäule dann als ursächlich beschuldigt wird. Manche Patienten erleben den Kopfschmerz auch als dumpf-drückend, manchmal wechselt auch der Schmerzcharakter während einer Attacke. Körperliche Aktivität verschlechtert in der Regel die Kopfschmerzen, sodass die üblichen Tagesaktivitäten erschwert oder unmöglich gemacht werden. Die Angabe einer Verschlimmerung der Kopfschmerzen bei Bewegung erleichtert unter anderem auch die Abgrenzung von anderen Kopfschmerzformen. Man spricht erst dann von dem Vorliegen einer Migräne, wenn wenigstens fünf Attacken aufgetreten sind.

Einseitige Kopfschmerzen

Die Dauer der Kopfschmerzen liegt zwischen 4 und maximal 72 Stunden. Vor allem Migräneattacken, die an die Menstruation gebunden auftreten, können des Öfteren drei Tage anhalten. Ganz selten kommt es auch einmal über drei Tage hinaus zu Migräneattacken, die dann als «Status migraenosus» bezeichnet werden. In diesen Fällen muss eine andere Kopfschmerzursache, z.B. eine Durchblutungsstörung im Bereich der Hirnvenen (Sinusvenenthrombose) oder eine Hirnhautentzündung (lymphozytäre Meningitis), ausgeschlossen werden. Außerdem kann die zu häufige Einnahme spezieller Migränemedikamente einen ähnlich heftigen Dauerkopfschmerz auslösen.

Dauer der Kopfschmerzen

Begleitend mit dem Migränekopfschmerz treten Appetitlosigkeit (fast immer), Übelkeit (bei 90 %), Erbrechen (60 %), Licht- und Geräuschempfindlichkeit (60 %, bzw. 40 %), Überempfindlichkeit gegenüber bestimmten Gerüchen sowie allgemeines Krankheitsgefühl auf.

Häufige begleitende Symptome

Auch hier gibt es ein weites Feld individueller Ausprägungen, sodass nicht zwingend jede Migräneattacke mit heftiger Übelkeit und Erbrechen einhergehen muss. Ausdruck für eine Beteiligung

Individuelle Begleiterscheinungen

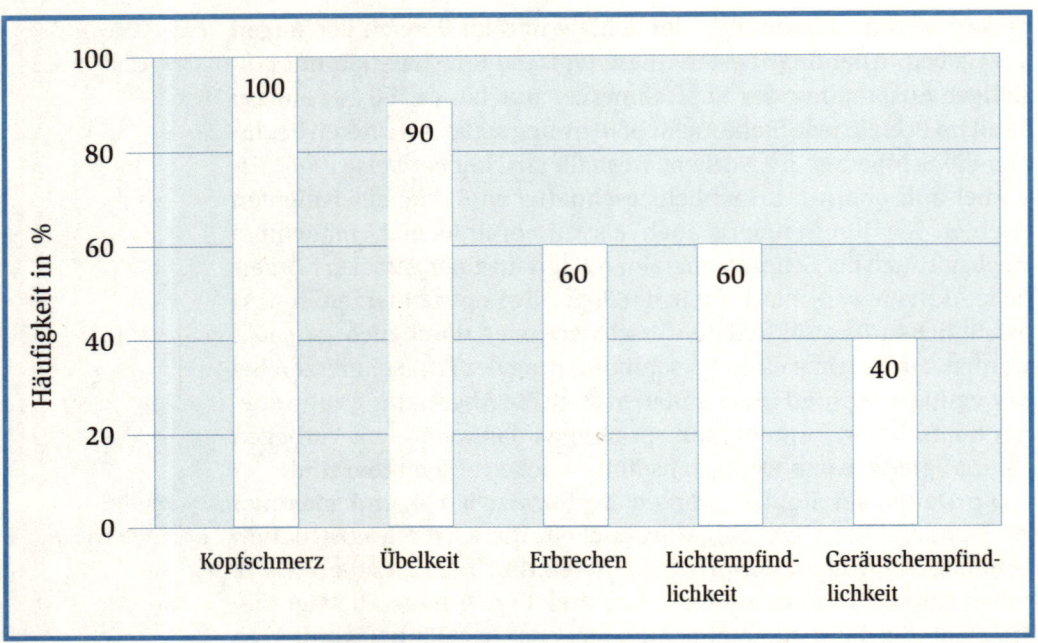

Häufigkeit der Symptome bei Migräne

des gesamten Organismus sind auch nachfolgende Symptome, die zusätzlich noch beobachtet werden können.

Viele Migränepatienten sind blass und aschfahl, die Haut wirkt eingefallen, um die Augen entsteht ein gräulicher Hof. Teilweise finden sich gerötete Augen oder ein verstärkter Tränenfluss, außerdem können Bauchkrämpfe, Verstopfung oder Durchfälle auftreten. Manche Patienten frösteln, zittern und verspüren eine große Schwäche. Seelisch kommt es zu innerem Rückzug, Reizbarkeit, gesteigerter Ängstlichkeit und Depressivität. Die Denktätigkeit ist deutlich verlangsamt, teils sind die Patienten auch schläfrig oder wirken abwesend.

In der *Rückbildungsphase,* wenn die Kopfschmerzen abklingen, fallen viele Patienten in einen Schlaf, der oft sehr lange und erholsam ist. Manchmal endet auch eine Migräneattacke mit besonders reichlicher Urinausscheidung oder Durchfall.

Rückbildungsphasen

Im *Migräneintervall* berichten viele Patienten, dass sie sich für eine individuell unterschiedlich lange Zeit ungestraft bestimmten Aktivitäten oder Einflüssen aussetzen können, die normalerweise eine Migräneattacke auslösen würden. In diesem Zustand einer wie inneren Immunität fühlen sich diese Patienten dann oft besonders leistungsfähig.

Migräneintervall

Migräne mit Aura oder klassische Migräne

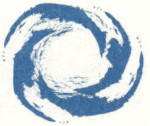

Bei etwa 10–15 % aller Migränepatienten tritt vor dem Migränekopfschmerz eine Aura auf.

Das Wort *Aura* stammt wahrscheinlich von Pilops, einem Schüler des berühmten in Rom um 160 n. Chr. praktizierenden Arztes Galen.[8] Er vermutete als Ursache für die Aura Dämpfe (Aura ist hierfür die griechische Bezeichnung), die von den Armen oder Beinen in den Adern bis in den Kopf emporsteigen.

Die Aura entsteht typischerweise im Vorfeld der Migräne, selten einmal auch während der Kopfschmerzphase. Dabei entwickeln sich über einen Zeitraum von 5–20 Minuten außerordentlich vielgestaltige Symptome, die sich erst langsam wieder zurückbilden. Die Auraphase hält maximal für eine Stunde an. Längere Zeiträume können vorkommen und werden dann als «Migräne mit prolongierter Aura» bezeichnet.

Die Aura entsteht im Vorfeld der Migräne

Die häufigsten Veränderungen bei über 90 % aller Migräneauren sind Störungen des Sehsinns. Zusätzlich kommen jedoch auch Veränderungen und Störungen der Sprache, der Stimmung, des Bewusstseins, des Denkens, der Motorik und der Gefühlswahrnehmung vor.

Migräneauren sind Störungen verschiedener Ausprägung

Fallschilderung

Eine 34-jährige Patientin berichtete, dass ihr beim Spielen mit ihrem Kind plötzlich die rechte Hand, die Nasenspitze und die Zunge taub wurden. Gleichzeitig traten Sehstörungen auf in Form von Schatten, die sich von rechts oben in ihr Gesichtsfeld schoben. An dem Bilderbuch habe sie nur noch die linke Hälfte wahrgenommen. Nach einigen Minuten, in denen diese Symptome bestanden, entwickelten sich heftige linksseitige Kopfschmerzen mit Übelkeit und Erbrechen. Nach zwei Stunden sei der Kopfschmerz abgeklungen, danach habe sie eine Harnflut und Durchfall erlebt, sei ermattet in ihr Bett gefallen und habe geschlafen.

Fallschilderung

Eine 40-jährige Patientin kam in die Sprechstunde und berichtete aufgeregt, dass sie in den letzten Tagen wiederholt eine Taubheit und Kribbeln in der linken Körperhälfte mit nachfolgenden Kopfschmerzen erlebt habe. Die Beschwerden hatten sich jeweils komplett wieder zurückgebildet. Sämtliche Untersuchungsbefunde ergaben keinen Anhalt für eine bedrohliche Gehirnerkrankung.

Zunächst stellte sich die Vorgeschichte so dar, als habe sie erstmals derartige Symptome gehabt. Bei genauem Nachfragen erinnerte sie sich dann, dass sie in der Pubertät immer wieder unter halbseitigen Kopfschmerzen gelitten habe. Damals waren diesen Kopfschmerzen gleißend-helle Zackenmuster und Sterne vorausgegangen. Die ganzen Jahre hatte sie bis jetzt keine derartigen Kopfschmerzattacken mehr erlebt.

In der jetzigen Lebenssituation hatten offenbar die von der Patientin eigentlich als positiv empfundenen Veränderungen – sie war vor vier Wochen mit ihrem Lebenspartner in ein noch nicht ganz fertig gestelltes Eigenheim gezogen – dazu beigetragen, die Migräne in einer neuen Variante wieder auszulösen.

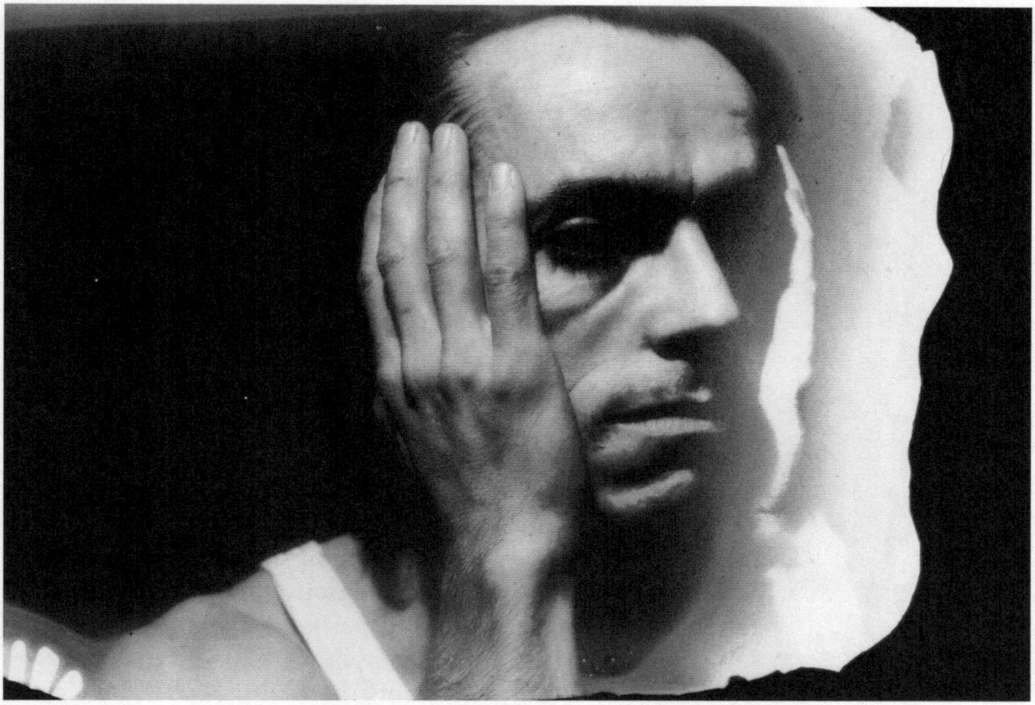

Während der Migräneaura sind einzelne Sinnesbereiche besonders betroffen und belastet.

Ganz allgemein gesprochen kommt es während der Aura zu sehr individuell ausgeformten Wahrnehmungsstörungen auf den verschiedensten Sinnesfeldern.

So kann eine Migräneaura eingeleitet werden mit:

- Verschwommenem, unscharfen Sehen,
- Lichtblitzen, hellen Zackenlinien, Sternen und anderen geometrischen Figuren, die einzeln oder in größeren Gruppen auftreten und durch das Gesichtsfeld huschen.
- Es entstehen dann bei vielen Patienten so genannte Migräneskotome. Hierbei handelt es sich um leuchtend helle, meist in

der Mitte des Gesichtsfeldes liegende kompliziert aufgebaute geometrische Figuren, die an ihren Rändern oft an Festungs-anlagen erinnern. Diese Skotome dehnen sich im Verlauf all-mählich aus und hinterlassen meist in ihrem Zentrum ein so genanntes negatives Skotom, d.h. der Patient ist in diesem Bereich des Gesichtsfeldes teilweise oder völlig blind.

- Als zweithäufigste Auraform kommt es zu langsam zuneh-mendem Kribbeln z.B. in einer Hand, das sich nach und nach bis über den Unter- und Oberarm in den Bereich des Unterkie-fers und der Zunge ausbreitet.
- Neben den genannten Wahrnehmungsstörungen berichten Patienten gelegentlich auch von Hör- und Geschmacksverän-derungen. Manchmal wird ein Brumm- oder Rasselgeräusch oder ein aus der Kindheit vertrauter Geruch, wie z.B. ein damals verwendetes Putzmittel, wahrgenommen. Hierbei kann auch in manchen Fällen ein Gefühl des Vertraut-Seins aufkommen, das als Déjà-vu-Erlebnis bezeichnet wird.
- Bei etwa 10 % der Migränepatienten kommt es zu vorüber-gehenden Lähmungen einer Körperhälfte oder in sehr seltenen Fällen auch zu Lähmungen eines Augenmuskelnerven («ophthalmoplegische Migräne»). In all diesen Fällen sollte man, wenn es erstmals zu einer derartigen, oft dramatisch er-scheinenden Symptomatik kommt, eine gründliche Unter-suchung zum Ausschluss andersartiger Erkrankungen durch-führen lassen.
  Als Sonderform gibt es auch eine familiär bedingte, streng nur mit halbseitigen Lähmungen einhergehende, zum Teil sehr lang anhaltende Migräneform, die als «familiäre hemiplegische Migräne» bezeichnet wird. Im Gegensatz zu der Migräne als Ganzes konnte bei dieser Untergruppe in den letzten Jahren ein spezieller Gendefekt nachgewiesen werden.
- Erwähnt werden muss auch das weite Feld der Gefühlsverän-derungen während der Auraphase, das von größter Euphorie und Ekstase bis hin zu lähmender Depression und Verzweif-

lung reicht. Auch Veränderungen des Zeit- und Raummpfindens, der Verlust von Gedächtnis oder eingeübten Bewegungsabläufen, wie des Putzens der Brille oder des Zubereitens einer Mahlzeit, werden beschrieben.[9] Außerdem kommen traum- oder tranceartige Zustände vor.

- Im Rahmen der Aura können selten auch einmal Zentren des Hirnstamms mit einbezogen werden. Man spricht dann von einer «Basilarismigräne» (nach dem Namen der Arterie, die dieses Gehirnareal versorgt). Patienten schildern in diesen Fällen ihre Aura zum Beispiel mit Drehschwindel, Doppelbildern und Gleichgewichtsstörungen. Selten kann es auch zu einer Bewusstlosigkeit kommen.

Fallschilderung

Eine besonderes Beispiel dafür, wie schwierig es manchmal sein kann, die Diagnose einer besonderen Migränevariante – der Basilarismigräne – zu stellen, ist der folgende Fall:

Bei einem damals 41 Jahre alten Patienten kam es zu einer über wenige Minuten andauernden plötzlichen Bewusstlosigkeit. Vorangegangen waren über Stunden anhaltende wiederkehrende Durchfälle mit Übelkeit, Erbrechen und starken Kopfschmerzen. Im Krankenhaus, in das der Patient eingeliefert wurde, konnte man trotz Einsatz modernster Untersuchungsverfahren (selbst ein permanentes Langzeit-EKG wurde dem Patienten vorübergehend implantiert) keine Ursache für die Bewusstlosigkeit feststellen.

In den darauf folgenden Jahren kam es immer wieder zu diesen plötzlichen Bewusstseinsstörungen, die teils mit Kopfschmerzen, Übelkeit und Erbrechen, teils auch ohne diese Symptomatik auftraten. Zusätzlich konnte sich der Patient bei genauem Befragen während mancher der Ereignisse an einen kurzen Drehschwindel im Vorfeld erinnern, auch habe er manchmal räumlich nicht mehr richtig sehen können, es habe vor den Augen geflimmert oder es seien kurzzeitig Doppelbilder erschienen.

Diese Ereignisse traten besonders in Situationen auf, in denen er als Landschaftsgärtner in große seelische Anspannung, Streit oder Aufregung mit seinen Mitarbeitern geraten war. Meist kam es nicht direkt zu einer Bewusstlosigkeit, sondern erst zeitversetzt, z.B. in der Mittagspause oder am Wochenende.

Bereits als Kind und Jugendlicher hatte er über viele Jahre, so wie seine Schwester und Mutter auch, unter starken Kopf-schmerzen mit Übelkeit und Erbrechen gelitten, ohne dass damals allerdings eine Bewusstlosigkeit auftrat. Diese Beschwer-den waren dann über zwei Jahrzehnte nicht mehr vorhanden und traten erst wieder mit dem 41. Lebensjahr in dieser beson-deren Variante auf.

Die Migräneaura hat einen individuellen Verlauf

Für das Phänomen der Aura gilt, dass von den Patienten eine ganz individuelle Ausprägung und ein individueller Verlauf geschildert wird. Eine sorgfältige Befragung ergibt meistens mehrere Aura-Symptome. So können nahezu alle Varianten und Kombinationen vorkommen; meist tritt nur die visuelle Aura isoliert auf. Es bleibt somit im Einzelfall die Aufgabe des geschulten Arztes, andere Erkrankungen, die mit ähnlichen Phänomenen einhergehen, zu erkennen oder auszuschließen.

Besondere Variante der Aura ohne Kopfschmerzen

Eine besondere Variante stellt eine Migräneaura *ohne* Kopfschmer-zen dar («Migraine sans Migraine»). Es gibt auch Patienten, die zunächst an einer jahrelangen Migräne mit Aura leiden, die sich dann zu einem späteren Zeitpunkt in isolierte Migräneauren ver-wandelt.

Gerade bei der Migräne ohne Kopfschmerzen ist eine sorgfältige Untersuchung zur Unterscheidung von z.B. Durchblutungsstörun-gen des Gehirns im Rahmen eines Schlaganfalls oder einer Anfalls-erkrankung wie der Epilepsie erforderlich.

Fallschilderung

Eine besonders eindrucksvolle Krankengeschichte berichtete mir eine 24 Jahre alte Patientin, die bereits in zahlreichen Universitätskliniken aufgrund ihrer ungewöhnlichen Beschwerden behandelt worden war. Seit dem zehnten Lebensjahr überfalle sie immer wieder ein Schwankschwindel, die Zunge sei links gefühllos, die ganze linke Körperhälfte würde in den darauf folgenden Minuten taub, dann sehe sie manchmal doppelt oder könne nur noch das halbe Gesichtsfeld wahrnehmen. Manchmal würden ihr bekannte Menschen, die aber real gar nicht vorhanden seien, in dem Bereich des Gesichtsfeldes auftauchen, in dem sie nicht mehr normal sehen könne. Die ganze Symptomatik bilde sich dann nach 30 Minuten zurück, zu Kopfschmerzen sei es bisher nie im Anschluss gekommen. Nach einer Ruhephase fühle sie sich dann wieder erfrischt und von einer inneren Anspannung befreit.

An dieser Stelle soll nur sehr knapp von den *Migränekomplikationen* gesprochen werden. Die Migräne als Ganzes ist ohne Zweifel eine zwar sehr belastende, aber eindeutig «gutartige Erkrankung». In sehr seltenen Einzelfällen kann es zu über sieben Tage hinaus bestehenden Ausfallserscheinungen, wie zum Beispiel einer halbseitigen Lähmung oder Gesichtsfeldausfällen, kommen. In diesen Fällen findet sich dann außerdem bei einigen Patienten in den Schnittbilduntersuchungen (Computer- oder Kernspintomographie des Gehirns) ein von der Lokalisation zu den Beschwerden passender Hirninfarkt. Die Besserung und Rückbildung der Ausfälle richtet sich nach vielen Faktoren und kann im Einzelfall sehr unterschiedlich sein.

Migräne-komplikationen

Die eigentliche *Kopfschmerzphase* bei der Migräne mit Aura unterscheidet sich nur in wenigen Punkten von der Migräne

*Migräne mit Aura
beginnt meist in
jüngeren Jahren* ohne Aura. Der Tendenz nach beginnt eine Migräne mit Aura in einem früheren Lebensabschnitt und weist eine größere Intensität und Dynamik der Kopfschmerzen auf. Im Vergleich gibt es allerdings viel seltener einen langwierigen und verzögerten Kopfschmerzverlauf wie bei der einfachen Migräne.

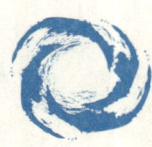

Migräneartige Störungen

Als «migräneartige Störungen» werden all jene Zustände bezeichnet, bei denen eine Abweichung von den oben beschriebenen Formen vorliegt. Darunter fallen zum Beispiel Migräneattacken, die weniger als vier Stunden dauern oder bei denen keine Übelkeit, Erbrechen, Licht- oder Geräuschempfindlichkeit besteht. Außerdem werden auch Migräneattacken, die nur selten und insgesamt weniger als fünfmal bisher vorgekommen sind, dieser Kategorie zugerechnet. Ebenso gehören die «abdominelle» und die «menstruelle Migräne» als weitere Varianten zu den migräneartigen Störungen.

Abdominelle Migräne

Manche Patienten erleben wiederkehrende Schübe von Bauchschmerzen, Krämpfen, Blähungen und Durchfall, teils verbunden mit Übelkeit, Erbrechen, Blässe, Zittern, jedoch ohne Kopfschmerzen. Immer wieder gibt es auch Schulkinder, die am Morgen 2–3 Stunden an derartigen Beschwerden leiden und denen es am Nachmittag wieder gut geht. Man kann sich vorstellen, dass diesen Kindern oft Simulation vorgeworfen wird, wenn die üblicherweise dann durchgeführte sorgfältige Diagnose durch einen Arzt unauffällig bleibt. Man kann die Beschwerdesymptomatik in diesen Fällen als eine Art «abdominelle Migräne»[10] einordnen.

Menstruelle Migräne

Im Zusammenhang mit der Menstruation ist die so genannte «menstruelle Migräne» sehr verbreitet. Ganz ähnlich wie bei der Migräne ohne Aura können Begleitsymptome wie Abgeschlagenheit, Gereiztheit, Depressivität, Bauchschmerzen und Verstopfung auftreten. Immerhin leiden bis zu 20 % aller Frauen im Zusammenhang mit ihrer Menstruation an derartigen migräneartigen Zuständen. Außerdem treten etwa 45 % der typischen Migräneattacken bei Frauen – sei es nun mit oder ohne Aura – im Zeitraum um die Periode auf («menstruationsassoziierte Migräne»).

Gerade bei den beiden letztgenannten Migränevarianten, der abdominellen und der menstruellen Migräne, kann wie exemplarisch der Zusammenhang von Migräne und Unterleibs- bzw. Bauchorganen nachvollzogen werden.

Der Zusammenhang von Migräne und Unterleibs- und Bauchorganen

Hierdurch wird in besonderem Maße deutlich, dass die Migräne den *Menschen als Ganzes* betrifft und sich nicht nur auf die Nerven-Sinnes-Organisation beschränkt. Genauso wenig reduziert sich das Geschehen auf die rein körperlichen Vorgänge oder ist aus diesen vollständig erklärbar. Es bedarf immer der Einbeziehung unseres seelisch-geistigen Wesens, das in den Momenten einer Migräneattacke so unglaublich leiden und an die Grenzen seiner Belastbarkeit stoßen kann. Zum Trost bleibt dann immerhin die Erkenntnis, dass die Migräne an sich eine überaus «gutartige Erkrankung» ist und nur in den seltensten Fällen Komplikationen verursacht.

Migräne betrifft den Menschen als Ganzes

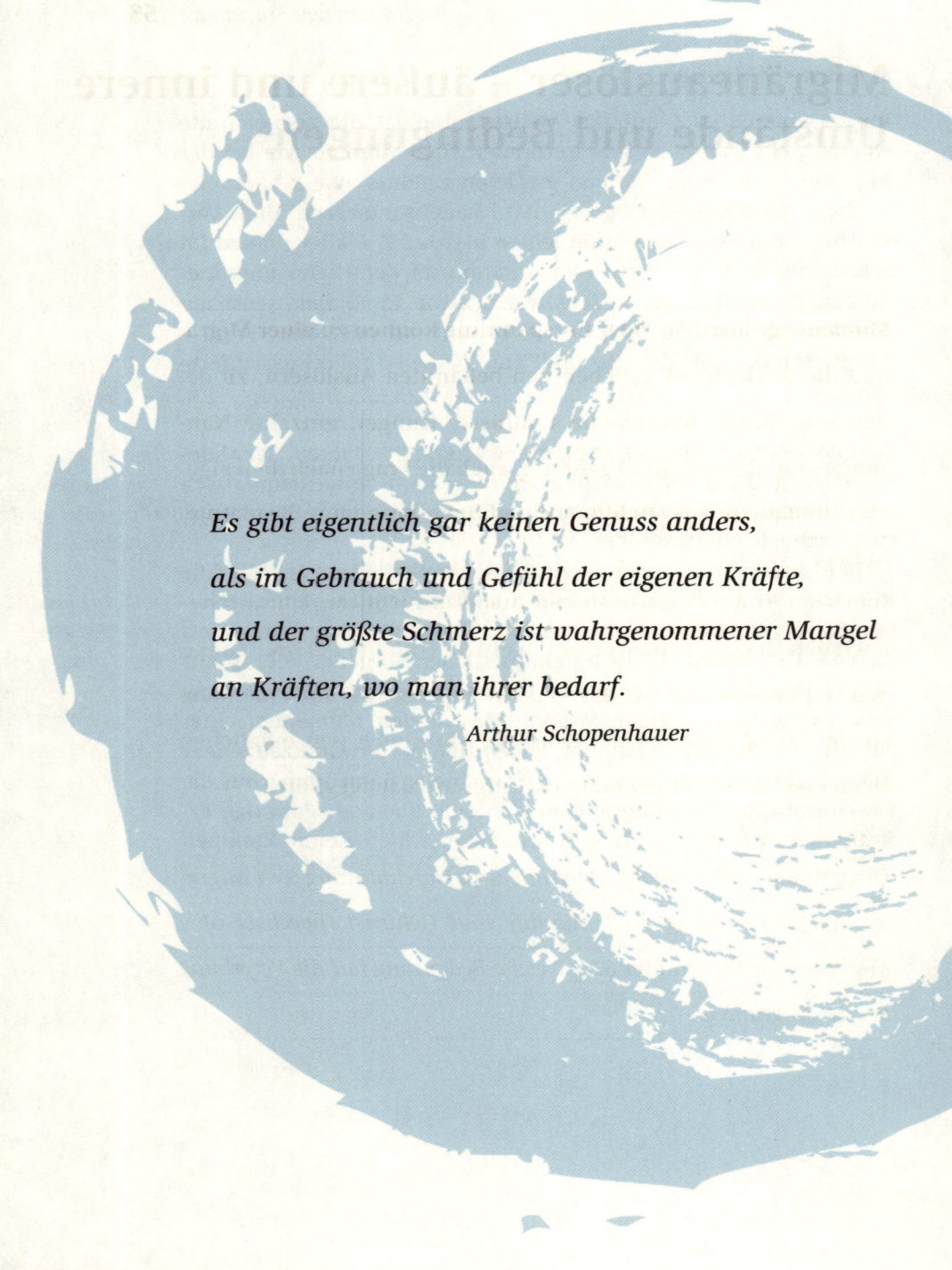

Es gibt eigentlich gar keinen Genuss anders,

als im Gebrauch und Gefühl der eigenen Kräfte,

und der größte Schmerz ist wahrgenommener Mangel

an Kräften, wo man ihrer bedarf.

Arthur Schopenhauer

Migräneauslöser – äußere und innere Umstände und Bedingungen

Momente größter An- oder Entspannung können zu einer Migräne führen. Doch sollte neben den bekannten Auslösern, zu denen u.a. Stress, hormonelle Einflüsse, Hunger, einzelne Nahrungs- und Genussmittel gehören, auch die Frage nach dem eigenen Umgang mit bestimmten Situationen besondere Beachtung finden.

Hierbei darf die Frage nach den Auslösern jedoch nicht mit der nach den Ursachen verwechselt werden. Anhand der vier gängigen Hypothesen, die für das Verständnis der Migräne eine Rolle spielen, wird daher neben den Auslösern auch den möglichen Ursachen bei der Entstehung der Migräne nachgespürt.

Die meisten Patienten können ihrem Arzt sehr genau bestimmte Faktoren schildern, die bei ihnen eine Migräne auslösen können. Allerdings lassen sich nicht in allen Fällen, in denen es zu einer Migräneattacke kommt, entsprechende äußere Gründe identifizieren, die den Anstoß gegeben haben könnten. Zum Beispiel gibt es eine ganze Reihe von Patienten, bei denen es *aus dem Schlaf heraus* zu einer Migräneattacke kommt. Vor allem bei Patienten mit einer Migräne ohne Aura mit relativ häufigen, nicht ganz so schweren Kopfschmerzattacken, treten diese öfter aus dem Schlaf heraus auf. Besonders begünstigend sind die unruhigen traumreichen Schlafphasen. Hier lässt sich ein Zusammenhang mit dem *Schlaf-Wach-Rhythmus* erkennen, denn insbesondere in den frühen Morgenstunden oder am Nachmittag kann es zu Migräneattacken kommen.

Migräne tritt also bevorzugt dann auf, wenn wir am frühen Morgen noch nicht so richtig wach, nicht ganz «in uns» sind und noch in einer Art Traumeswelt leben, oder wenn am späten Nachmittag die Tagesaktivitäten einen gewissen Abschluss erreicht haben – wir von unserer Außenorientierung, zum Beispiel im Berufsleben, wieder ein Stück weit mehr zu uns selbst zurückgekehrt sind.

Bei Frauen mit Migräne spielt der *hormonelle Rhythmus* mit dem monatlich auftretenden Menstruationszyklus eine bedeutende Rolle als Auslöser für Migräneattacken. Auch hier sind wieder mehr Patientinnen mit einer einfachen Migräne, d.h. einer Migräne ohne Aura, betroffen. Das Zeitfenster liegt sowohl einige Tage vor Beginn als auch nach Ende der Menstruation. Oft kommt es mit dem Eintreten der Wechseljahre auch zu einem Ende der Migräne. Allerdings können durch die heute weit verbreitete Hormonanwendung die natürlichen Veränderungen mit Abklingen der Migräne verhindert, abgeschwächt oder aber im schlimmsten Fall sogar neu ausgelöst werden. Es ist in diesen Fällen (zumal der Sinn und Nutzen im Vergleich zu den Risiken und Nebenwirkungen der Hormontherapie ohnehin umstritten ist) unbedingt empfehlenswert, die Hormonbehandlung abzusetzen und damit möglicherweise eine entscheidende Besserung der Migräne zu erzielen. Falls erforderlich, kann auch eine naturheilkundlich orientierte Behandlung die Wechseljahrbeschwerden lindern.[11]

Gefahren der Hormontherapie

Für einen Einfluss der weiblichen Hormone auf das Erscheinungsbild der Migräne spricht auch die Tatsache, dass bei 80–90 % aller Patientinnen in der zweiten Hälfte der Schwangerschaft eine deutliche Besserung oder sogar ein Ausbleiben der Migräne eintritt. Die Zusammenhänge der weiblichen Hormone mit der Migräne sind sehr vielgestaltig und alles andere als klar und abschließend erforscht. Deshalb sollte man auch von einer wie auch immer gearteten Hormonbehandlung zur Therapie der Migräne, wie sie immer mal wieder in der Laien-Presse auftaucht, abraten.

Die Einnahme der Antibabypille hat bei Frauen mit Migräne sehr unterschiedliche Wirkungen bezüglich der Attackenhäufigkeit. Etwa die Hälfte der Frauen erlebt keine Veränderung ihrer Migräne, bei einem Viertel nehmen die Attacken zu und bei einem weiteren Viertel werden die Attacken seltener.

Antibabypille und Migräne

Der bedeutendste äußere Umstand für das Auslösen einer Migräne sind Emotionen und Stress. Dabei muss nicht unmittelbar während einer stressbeladenen Situation die Migräne auftreten, sie kann auch im Nachhinein in der Entspannungsphase entstehen. Besonders bei Kindern findet man immer wieder den Schulstress mit seiner intellektuellen Überforderung als Auslöser für Migräneattacken.

Emotionen und Stress sind die bedeutendsten Auslöser

Sicherlich existiert keine unmittelbare, einem Kurzschluss ähnliche Verbindung zwischen Stress und einer Migräneattacke. Viele Tage psychisch anstrengender Tätigkeit können ohne ein derartiges Ereignis vergehen. Stress ist ja auch an sich keine grundsätzlich negative Größe. Viele Menschen gelangen bei diesem Gefühl des «Gefordert-Seins» in einen Zustand größerer Kreativität und erleben eine Hochstimmung. Gedankenfluss und Gedankenklar-

Stress ist nicht nur eine negative Größe

heit können sogar zunehmen, man erlebt sich innerlich leicht und ganz hingegeben an die Lösung und Bewältigung der anstehenden Aufgaben und Probleme.

Bei höchster An- oder Entspannung tritt eine Migräneattacke ein

Dieses Gefühl kann jedoch an einem bestimmten Punkt, der individuell sehr unterschiedlich liegt, umschlagen und es entstehen Gereiztheit, Aggression und das Gefühl, überfordert zu sein. Immer wieder findet man vor einer Migräneattacke einen zusätzlichen, das übliche Maß übersteigenden «Anspannungsgipfel», der «das Fass zum Überlaufen bringt». Wenn man das Bild eines Pendels benutzt, so kann man sagen, dass an beiden Ausschlagsmaxima – d.h. wenn die Anspannung *oder* die Entspannung am größten ist – sich bevorzugt eine Migräneattacke einstellt.

Stress ist keine von Natur aus gegebene Größe

Am wichtigsten bei der Betrachtung des Umganges mit dem Faktor Stress ist, sich zu verdeutlichen, dass es sich dabei um ein *Gefühl* handelt. Stress entsteht in mir und ist keine von der Natur gegebene Größe wie Regen und Sonnenschein.

Natürlich gibt es auch Situationen, die bei nahezu allen Menschen zu dem Gefühl von Stress führen. Die Spannweite ist jedoch sehr groß und ein Stück weit auch vom persönlichen Umgang mit sich selbst abhängig. Man kann sich über alle Situationen und Menschen, die einem begegnen, aufregen. Man kann sich aber auch eine gewisse Gelassenheit aneignen, die verhindert, dass man schnell in Rage gerät.

Selbsterziehung im Umgang mit Situationen

An dieser Stelle werden wir mit unserem Wesen und im Erwachsenenalter mit der Frage nach Selbsterziehung konfrontiert. Nichts anderes wird auch in den üblichen Entspannungs- und Stressbewältigungsprogrammen vermittelt, wenngleich man kritisch dabei anmerken muss, dass diese Methoden oft nur an der Oberfläche kratzen. Tiefergehende Veränderungen wird man erreichen, wenn das eigene Selbst, d.h. Seele und Geist, auch auf einer ihnen gemäßen – eben geistigen Ebene – angesprochen werden.

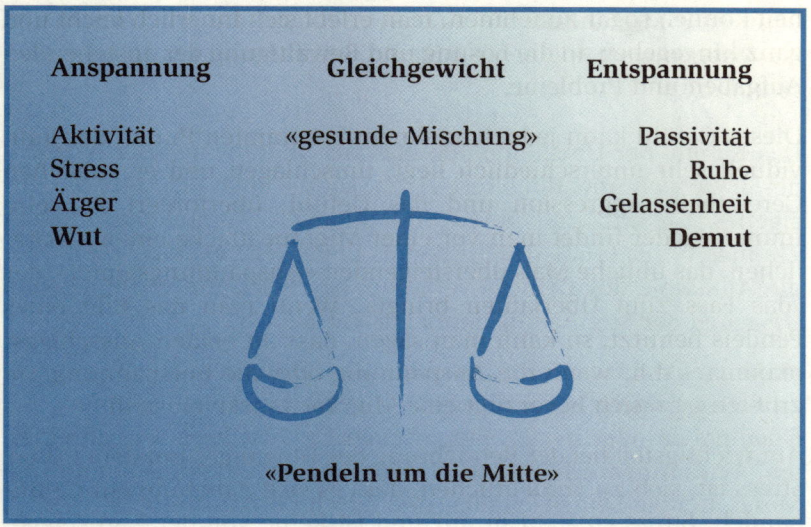

Anspannung	Gleichgewicht	Entspannung
Aktivität	«gesunde Mischung»	Passivität
Stress		Ruhe
Ärger		Gelassenheit
Wut		**Demut**

«Pendeln um die Mitte»

Bei den Emotionen sind es vor allem plötzlich aufkommende Wut oder sich aufstauender Ärger, die eine Migräneattacke auslösen. Vor allem kann dies der Fall sein, wenn die Emotionen nur teilweise den Adressaten erreichen. Dies heißt nun nicht, dass man schreien und herumwüten muss, um auf diese Weise eine Attacke zu vermeiden. Vielmehr geht es um die adäquate, der Situation angemessene Vermittlung und Formulierung der eigenen Gefühle. Wenn wir diese «Gefühlsreste» in uns behalten und nicht entsprechend mitteilen können, so bilden sie in uns eine Art Spannungsreservoir, das bei dem «Pendeln um die Mitte» schließlich zu einem Ausschlag in Richtung übergroßer Anspannung führt.

Vermittlung und Formulierung der eigenen Gefühle

Vergegenwärtigen wir uns nochmals das Gesagte, so sind Stress und Emotionen wichtige Auslöser für einen Migräneanfall. In welchem Moment es dann im Einzelfall soweit ist, lässt sich nicht vorhersagen. Es kann auch die «Ruhe nach dem Sturm» sein, die als Auslöser fungiert. Nach einem schönen Familienfest, einem bestandenen Examen, manchmal auch nach einem Orgasmus kann eine Migräneattacke eintreten; es gibt die verschiedensten Auslösemomente kleinerer oder größerer *Anspannung* oder *Entspannung*.

Jede Migräne hat ihren individuellen Verlauf, ihr eigenes Gesicht

Das Kapitel der Umstände, die man als Migräneauslöser bezeichnet, ließe sich unendlich fortsetzen, so wie auch jede Migräne ihr eigenes Gesicht und ihren individuellen Verlauf hat. Schon Thomas Willis (1621–1675), der als Erster eine exakte Arbeit über die Anatomie des Gehirns verfasste, beschrieb die verschiedenen Ursachen der Migräne in trefflicher Weise:

«Eine schlechte oder schwache Konstitution der Organe … zuweilen angeboren und ererbt … eine Irritation in einem der Gliedmaßen oder in den Eingeweiden …, Wechsel der Jahreszeiten, Witterungsverhältnisse, die großen Aspekte von Sonne und Mond, heftige Leidenschaften und falsche Ernährung …»[12]

Zusammengefasst finden sich am häufigsten folgende Auslöser:

- Stress, oft vor oder nach starker Anspannung («Wochenendmigräne»)
- Hormonelle Einflüsse
- Auslassen von Mahlzeiten, Hunger
- bestimmte Speisen oder Getränke[13]
- Veränderungen im Tagesablauf und im Schlaf-Wach-Rhythmus
- Grelles Licht oder Flackerlicht, Lärm, Gerüche
- Wetterwechsel, Föhn, große Hitze
- Heftige körperliche Betätigung
- Bestimmte Medikamente (z.B. Reserpin, Indometacin, Nifedipin)

Auslöser dürfen nicht mit Ursachen verwechselt werden

Dabei dürfen die Auslöser nicht mit den Migräneursachen verwechselt werden. Denn wie bereits angemerkt, gibt es sicherlich noch viele andere, teils sehr persönliche Umstände, die zu einer Migräne führen können – die Ursache kann jedoch nicht in all diesen unterschiedlichen Umständen gesehen werden.

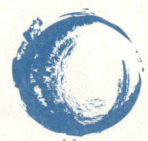

Ursachen der Migräne

Auch in der heutigen Zeit gibt es nicht eine alleinige erschöpfende Erklärung für das Entstehen einer Migräne. Vielmehr werden in der akademischen Debatte verschiedene Modellvorstellungen und Hypothesen miteinander in Verbindung gebracht, sodass nach Ansicht der naturwissenschaftlichen Medizin der Migräne eine «multifaktorielle Ursache» zu Grunde liegt.

Das Gehirn mit seinen Nervenzellen selbst ist nicht schmerzempfindlich. Dies erklärt auch die Tatsache, dass man bestimmte komplizierte Eingriffe an diesem Organ, bei denen eine Mitarbeit des Patienten zur Prüfung von bestimmten Bewegungen oder sprachlichen Aktionen erforderlich ist, ohne Vollnarkose durchführen kann. Schmerzempfindliche Strukturen innerhalb des Schädels sind die Hirnhaut und die Blutgefäßwand der Arterien und Venen. Fast alle Nervenfasern, die für eine Schmerzwahrnehmung die Hirnhaut und die Blutgefäße versorgen, gehören zu dem fünften Hirnnerv, dem «Nervus trigeminus», dessen Ursprungszellen im Hirnstamm liegen. *Schmerzempfindliche Regionen des Schädels*

Im Folgenden seien vier gängige Hypothesen erwähnt, die für das Verständnis der Migräne eine Rolle spielen. Dabei ist im Einzelnen noch nicht geklärt, wie das genaue Zusammenspiel der einzelnen Faktoren vonstatten geht. *Die vier gängigen Hypothesen zum Verständnis der Migräne*

Migräne und Durchblutung

Durch äußere Faktoren, wie z.B. starke körperliche Belastung oder Stress, wird über nicht näher identifizierte Zwischenstufen durch die Nervenzellen des Gehirns eine Verengung der Hirngefäße ausgelöst. *Verengung der Hirngefäße, Durchblutungsminderung*

Dies würde die bei einigen Patienten im Beginn einer Migräneattacke bestehenden Reiz- und Ausfallserscheinungen (Aura) erklären. Es wird dann eine nachfolgende Gefäßerweiterung angenommen, die pulsierende Kopfschmerzen zur Folge hat. In den heute zur Verfügung stehenden modernen Forschungsergebnissen hat sich nur bei der Migräne mit Aura im Vorfeld (während der Phase der Aura) eine kurzzeitige Durchblutungsminderung nachweisen lassen. Der Beginn ist meist im Bereich des hinten liegenden Sehzentrums des Gehirns und breitet sich von dort langsam aus. Diskutiert wird auch, dass die Durchblutungsminderung nur die Folge einer verminderten Nervenzellaktivität ist. Die Verfechter dieser Theorie nehmen eine langsam sich ausbreitende Hemmung der elektrischen Nervenzellaktivität an («spreading depression»), in deren Gefolge es auch kurzzeitig zu einer Durchblutungsminderung kommt.

Migräne und Entzündung

Entzündungs-reaktionen in Blutgefäßen und Hirnhaut

Alle größeren Blutgefäße des Gehirns sowie die Hirnhaut sind von kleinsten Nervenendigungen durchdrungen, die bei entsprechender Erregung ein Schmerzsignal an das Gehirn weiterleiten können. Umgekehrt können auch, bei Reizung des Ursprungsnerven (Nervus trigeminus) an seiner Austrittstelle im Hirnstamm, Entzündungsreaktionen an den feinen Nervenendigungen in den Blutgefäßen und der Hirnhaut erzeugt werden. Bei experimentellen Untersuchungen an Tieren konnte man bestimmte Entzündungszellen in der Umgebung der Gefäße nachweisen. Diese Entzündungsreaktion führt ihrerseits wiederum zu einer Reizung der feinen Nervenendigungen, sodass ein Kopfschmerz entstehen kann.

Denkbar wäre es also, dass über eine Erregung der Nervenzellen des Nervus trigeminus im Hirnstamm, eine so genannte «neurogene Entzündung» in den Blutgefäßen und der Hirnhaut entsteht. Allerdings ist diese im Tierexperiment gut erforschte Entzündungsreaktion beim Menschen noch nicht eindeutig belegt.

Migräne und Gehirnstoffwechsel

Durch moderne Forschungsergebnisse sind inzwischen eine Vielzahl von Stoffen identifiziert, die an der Übertragungs- und Signalfunktion der Nervenzellen maßgeblich beteiligt sind. Einige dieser
Substanzen werden heutzutage durch Medikamente gegen Migräne beeinflusst, sodass sie an dieser Stelle kurz erwähnt sein sollen:

Übertragungs- und
Signalfunktion
der Nervenzellen

Serotonin, auch 5-Hydroxi-tryptamin genannt, spielt eine bedeutende Rolle im Gleichgewicht der so genannten Botenstoffe (Neuro-
transmitter) im Gehirn. Ein Mangel in bestimmten Gehirnregionen
kann mit Depressionen oder Angsterkrankungen verbunden sein.
Bei der Migräne scheint ebenfalls eine Störung des Serotoninstoff-
wechsels vorzuliegen. Verschiedene neue Migränemedikamente
(die so genannten «Triptane») greifen in diesen Stoffwechsel ein und
können hierdurch eine akute Migräneattacke unterdrücken.

Serotonin

Adrenalin und *Noradrenalin*: Beide Stoffe regulieren die Gefäß-
weite und werden bei Stress vermehrt ausgeschüttet.

Adrenalin und
Noradrenalin

Histamin ist ebenfalls an der Signalübermittlung zwischen den
Nervenzellen beteiligt und hat außerdem eine Bedeutung bei aller-
gischen und entzündlichen Reaktionen im Organismus.

Histamin

Vasoaktive Neuropeptide: Damit werden eine ganze Reihe von
Eiweißsubstanzen bezeichnet, die in hoch verdünnten Spuren
(ähnlich einem homöopathischen Medikament in einer D6- oder
D12-Potenz zum Beispiel) innerhalb einer Migräneattacke freige-
setzt werden. Die Wirkung erstreckt sich auch auf die Blutgefäße,
sodass man den pulsierenden Kopfschmerz auf die von diesen
Substanzen hervorgerufene Gefäßerweiterung zurückführt. Durch
spezielle Medikamente (Triptane) kann die Freisetzung bestimmter Neuropeptide blockiert werden.

Vasoaktive
Neuropeptide

Migräne und Hirnstamm

Der Hirnstamm spielt bei der Entstehung der Migräne eine wichtige Rolle

Während der Behandlungen zur Schmerztherapie bei Patienten, die Amputationsschmerzen hatten, entdeckte man vor etwa 20 Jahren, dass der Hirnstamm eine wichtige Rolle in der Entstehung der Migräne spielt. Mit den kleinen in den Hirnstamm zur Schmerztherapie eingesetzten Elektroden entstanden als Nebeneffekt halbseitige Kopfschmerzen mit Übelkeit. Mit Hilfe eines modernen Untersuchungsverfahrens, das den Gehirnstoffwechsel messen kann (Positronen-Emissions-Tomographie), konnte in den letzten Jahren eine Arbeitsgruppe an der Universität Essen den so genannten «Migränegenerator» im Hirnstamm darstellen. Damit ist eine bestimmte Nervenzellgruppe im Hirnstamm gemeint, die während der Migräneattacken eine besonders hohe Aktivität aufweist. Offen bleibt allerdings in der bisherigen Forschung nach wie vor die Frage, *wie* diese Nervenzellen im Hirnstamm aktiviert werden.

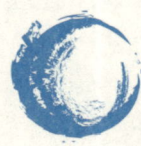

Welche Bedeutung hat die Vererbung bei der Migräne?

Migräne kann familiär gehäuft vorkommen

In der wissenschaftlichen Literatur ist unbestritten, dass die Migräne familiär gehäuft vorkommt. Dies bedeutet jedoch nicht, dass allein Vererbungsfaktoren für diesen Umstand verantwortlich sind. In verschiedenen Studien fanden sich immer wieder unterschiedliche Angaben zum Umfang der familiären Häufung, sodass derzeit keine sicheren Zahlen genannt werden können. Es ist jedoch klar,

Familie beinhaltet mehr als eine genetische Verwandtschaft

dass eine Familie nicht nur eine genetische Verwandtschaft beinhaltet, sondern auch vielerlei Gewohnheiten, Umgangs- und Reaktionsweisen vermittelt werden. Es bildet sich bei jeder Familie eine Art «unsichtbarer Leib», in dem alle Familienmitglieder eine bestimmte Aufgabe übernehmen. In diesem emotionalen und sozialen Netz – sei es nun eine Klein- oder Großfamilie – lebt jedes Familienmitglied für eine bestimmte Zeit seines Lebens.

Auch vorliegende Zwillingsstudien erbrachten keine sehr hohen Raten an Übereinstimmung von Migräne bei eineiigen Zwillingen.[14]

Für die Migräne als Ganzes kann man somit den Vererbungsfaktoren nur einen geringen Einfluss zuschreiben.

Für eine spezielle Untergruppe der Migräne («familiäre hemiplegische Migräne»), die mit schweren halbseitigen Lähmungen einhergeht, konnte man hingegen einen Vererbungsfaktor feststellen.

*Vererbungs-
faktoren haben
nur bedingten
Einfluss*

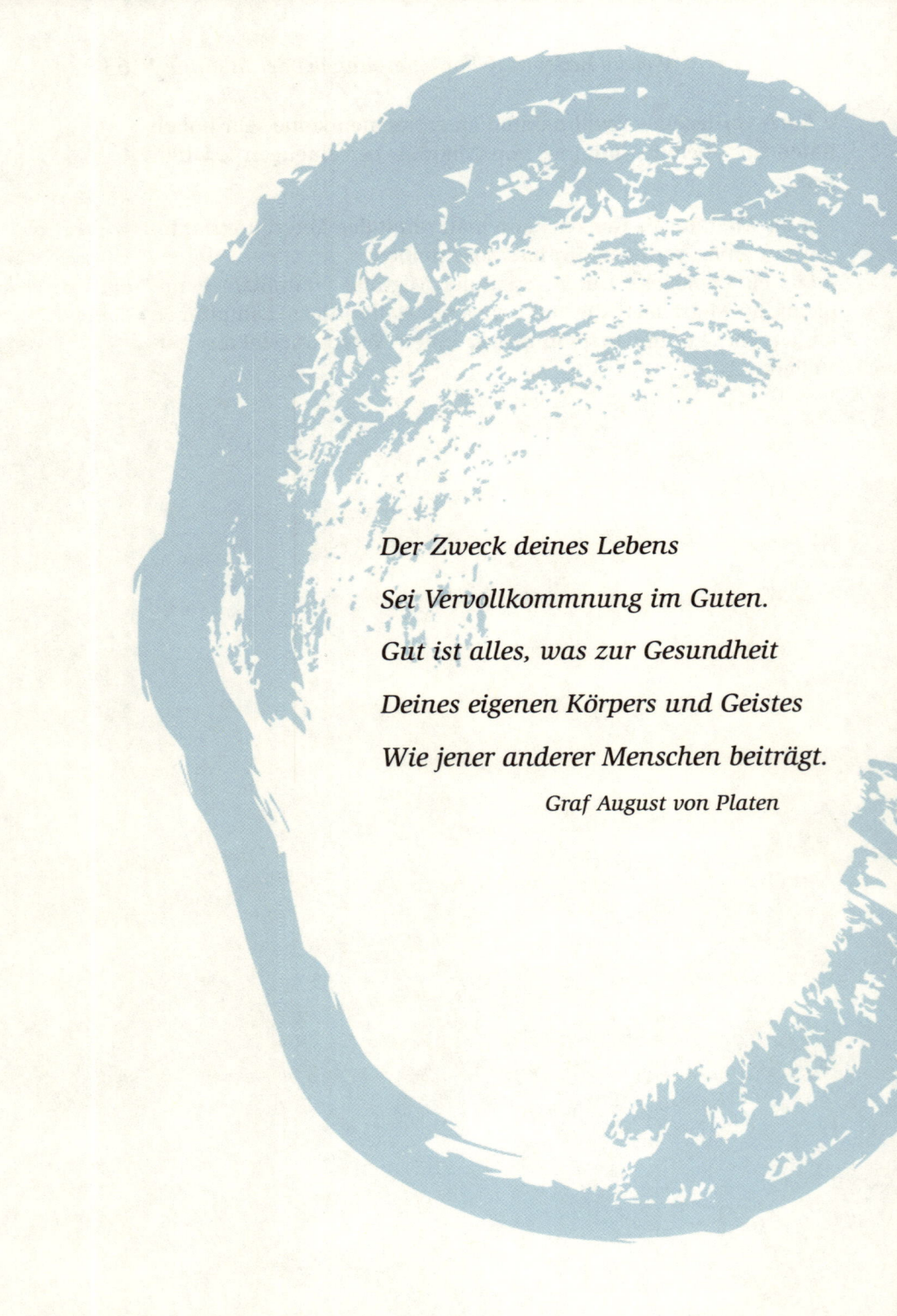

Der Zweck deines Lebens

Sei Vervollkommnung im Guten.

Gut ist alles, was zur Gesundheit

Deines eigenen Körpers und Geistes

Wie jener anderer Menschen beiträgt.

Graf August von Platen

Migräne aus anthroposophischer Sicht

Während im Allgemeinen nur die Migräneattacke selbst betrachtet wird, ermöglicht die Beobachtung der beschwerdefreien Zeit, des Intervalls, einen tiefen Einblick in die körperliche und seelische Konstitution eines Migränepatienten und somit auch auf eine ihm angemessene Behandlung.

Üblicherweise wird der Blick bei der Migräne auf den Kopfschmerzanfall, die Migräneattacke, gerichtet. Die dazwischen liegende Zeit, in der keine Migräne besteht, wird als Intervall bezeichnet. Nun zeigen eine ganze Reihe von Untersuchungen, dass Migränepatienten auf Sinnesreize in diesem Intervall anders reagieren als Menschen, die nicht an Migräne leiden.

Die migränefreie Zeit wird als Intervall bezeichnet

Könnte es vielleicht sein, dass gerade in diesem vordergründig beschwerdefreien Zeitabschnitt die eigentliche Krankheitsursache zu finden ist? Wäre es nicht denkbar, dass die Migräneattacke den (missglückten, da übersteigerten) Selbstheilungsversuch des Organismus darstellt, einen in der übrigen Zeit unausgewogenen Umgang mit Sinnesreizen auszugleichen?

Besondere Bedeutung des Intervalls

Als gemeinsames Merkmal findet man bei Untersuchungen von Migränepatienten im beschwerdefreien Intervall eine besonders starke Erregbarkeit der Nervenzellen. Die Empfindlichkeit für Licht, Lärm und Gerüche ist erhöht, sodass diese schneller als unangenehm erlebt werden.

Gemeinsame Merkmale von Patienten im beschwerdefreien Intervall

Eine weitere Untersuchung kann dieses Phänomen besser verständlich machen: Lässt man Migränepatienten im Intervall eine Aufgabe durchführen, bei der eine bestimmte Aufmerksamkeit erforderlich ist, und registriert dabei die Hirnstromkurven, so zeigt sich, dass eine besonders intensive Bereitschaft zur Erfüllung dieser Aufgabe über einen langen Zeitraum aufrecht erhalten werden kann. Bei den Kontrollpersonen kommt es relativ rasch zu einem Gewöhnungseffekt (Habituation), sodass der Hirnstromkurvenverlauf mit der «contingenten negativen Variation» (CNV) sich abflacht. Dieser Gewöhnungseffekt geht parallel mit einem Nachlassen der Aufmerksamkeit.

Untersuchungsaufbau

Im Jahre 1984 entwickelte der belgische Migräneforscher Prof. Jean Schoenen zusammen mit seinen Mitarbeitern eine Methode zur Erfassung der contingenten negativen Variation (CNV). Dabei werden die Hirnströme (EEG) der Patienten während des Lösens einer bestimmten Aufgabe gemessen. Hierzu bekommt er einen Kopfhörer und eine verschlossene Brille, in der ein Lämpchen eingebaut ist, aufgesetzt. Dem Patienten wird dann gesagt, dass zum Beispiel 3 Sekunden, nachdem im Kopfhörer ein Klickgeräusch zu hören war, das Lämpchen in der Brille aufleuchtet. Seine Aufgabe ist es, so schnell wie möglich, auf eine Taste zu drücken, um die Wahrnehmung des Lichtsignals anzuzeigen. Dieser Versuch wird mindestens dreißigmal wiederholt. Die Pause zwischen den Messungen ist unterschiedlich lang, sodass der Patient nie weiß, wann das Klickgeräusch wieder zu hören sein wird. Mit Hilfe eines Computers wird die Höhe der elektrischen Spannungsverschiebung des EEG gemessen und der Wert gemittelt.

«Hochspannung» im Nervensystem

Bei Migränepatienten bleibt die Spannungsverschiebung auch nach vielen Messungen unverändert hoch, sodass man sagen kann, dass Migränepatienten eine besonders hohe, maximale Aufmerksamkeit über einen viel längeren Zeitraum aufrecht erhalten können als Personen ohne Migräne.

Oder anders formuliert: Das Nerven-Sinnes-System wird auch

dann noch in «Hochspannung» gehalten, wo normalerweise eine Erschöpfung oder eine Art «Abschalten» eintritt.

Man findet also im Intervall eine ganz besonders starke Aktivität des Nerven-Sinnes-Systems. Dies bedeutet, dass die im Kapitel «Gesundheit und Krankheit» beschriebene Tagseite besonders betont wird – es tritt verstärkter Abbau ein.

Im Intervall besonders starke Aktivität des Nerven-Sinnes-Systems

Nun stellt sich die Frage, inwiefern in der Migräneattacke ein Ausgleich für diese überstarke «Außenorientierung» gesehen werden kann?

Auch wenn heutzutage die Existenz einer so genannten «Migränepersönlichkeit» umstritten ist, kann man in der täglichen Begegnung mit Patienten bestimmte Ähnlichkeiten feststellen. Diese mit Konstitution[15] bezeichnete Prägung der Persönlichkeit äußert sich oft in einem außerordentlich starken Engagement in der Außenwelt: im Beruf, für die Familie, die Verwandten, für ein als richtig erkanntes Anliegen u.s.w. Die Aufgaben werden sehr genau, gewissenhaft und verantwortungsbewusst, teils auch mit innerem Zwang, wahrgenommen. Des Öfteren formulieren die Patienen selbst in einem diesbezüglichen Gespräch ihren an sich selbst gestellen Anspruch, Aufgaben möglichst zu «150 Prozent» zu erledigen.

«Migränepersönlichkeit» – starkes Engagement in der Außenwelt

In dem Wort «wahrnehmen» lebt eine Qualität, die einen Bezug zur Sinneswelt besitzt. Ich nehme die Interessen des anderen wahr; bin ich dabei wahrhaftig, so verliere ich mich ein Stück weit aus dem Blick. Es können unmittelbar praktische Aufgaben sein, die mich erfüllen oder aber auch ein mitfühlendes Zuhören, seelischer Beistand oder der engagierte Kampf für eine gerechte Sache. Wenn diese Aufgaben jedoch aus einer überstark gespannten Nerven-Sinnes-Konstitution heraus ergriffen werden, so führt dies am Ende – oder auch zu anderen Zeiten und Anlässen[16] – zu einem totalen Rückzug in der Migräneattacke.

In diesem Pendelschlag zwischen Innen- und Außenwelt leben wir jeden Tag. Dabei sei die Formulierung «Außenwelt» nicht nur wörtlich genommen: Man kann auch innerlich äußerst produktiv im Sinne eines Arbeitens für die Außenwelt sein. Allerdings darf hierbei natürlich nicht übersehen werden, dass hinter vielen

Im Pendelschlag zwischen Außen- und Innenwelt leben wir jeden Tag

Außenwelt	Innenwelt
Aktivität, Anspannung	Ruhe, Entspannung
Dienst für den anderen «Altruismus»	Dienst an mir selbst «Egoismus»
Tagseite	Nachtseite
Nerven-Sinnes-System wirkt abbauend	Stoffwechsel wirkt aufbauend

zunächst sehr uneigennützig anmutenden Handlungen, auch ein gewisser Egoismus steht. Denn gerade heutzutage werden sehr viele unserer Handlungen aus primärem Eigeninteresse gespeist.

Während der Migräneattacke werden Prozesse des Stoffwechsels in den Kopf verschoben

Innerhalb des menschlichen Organismus besteht eine Polarität zwischen dem Nerven-Sinnes-System und dem Stoffwechsel-Gliedmaßen-System. Wenn, wie dargestellt, im Intervall zwischen zwei Migräneattacken eine starke Betätigung im Nerven-Sinnes-System vorliegt, so kann man die Migräneattacke als ein Überhandnehmen des Stoffwechsel-Gliedmaßen-Systems verstehen. Prozesse, die normalerweise nur im Stoffwechsel ihre Berechtigung haben, werden dabei förmlich in den Kopf hinein verschoben. So kommt es an diesem Ort zu einer «sterilen Entzündung», die Nervenprozesse werden überwältigt und das gedankenklare Bewusstsein herabgedämpft.

Mit anderen Worten schilderte Rudolf Steiner bereits 1920, dass die Migräne «auf einem unregelmäßigen Präponderieren des Stoffwechselprozesses da beruht, wo eigentlich vorzugsweise wirken sollte der Nerven-Sinnesprozess im Verein mit dem Rhythmischen Prozess ...»[17]

Es ist leicht nachvollziehbar, dass man unter diesen Gesichtspunkten ganz unterschiedliche Verhältnisse je nach Erkrankung vorfindet. Bei der Migräneattacke sind die Nerven-Sinnes-Prozesse gewissermaßen erschöpft, sodass der Stoffwechsel im Kopfbereich überwiegt. Entzündungsvorgänge und eine Herabdämpfung des klaren Bewusstseins sind die Folge.

Mit verschiedenen homöopathischen Arzneimitteln aus den Naturreichen (Mineral-, Pflanzen- und Tierreich) kann der anthroposophische Arzt versuchen, den Organismus zu unterstützen und die Selbstheilungskräfte anzuregen.

Anregung des Selbstheilungsprozesses

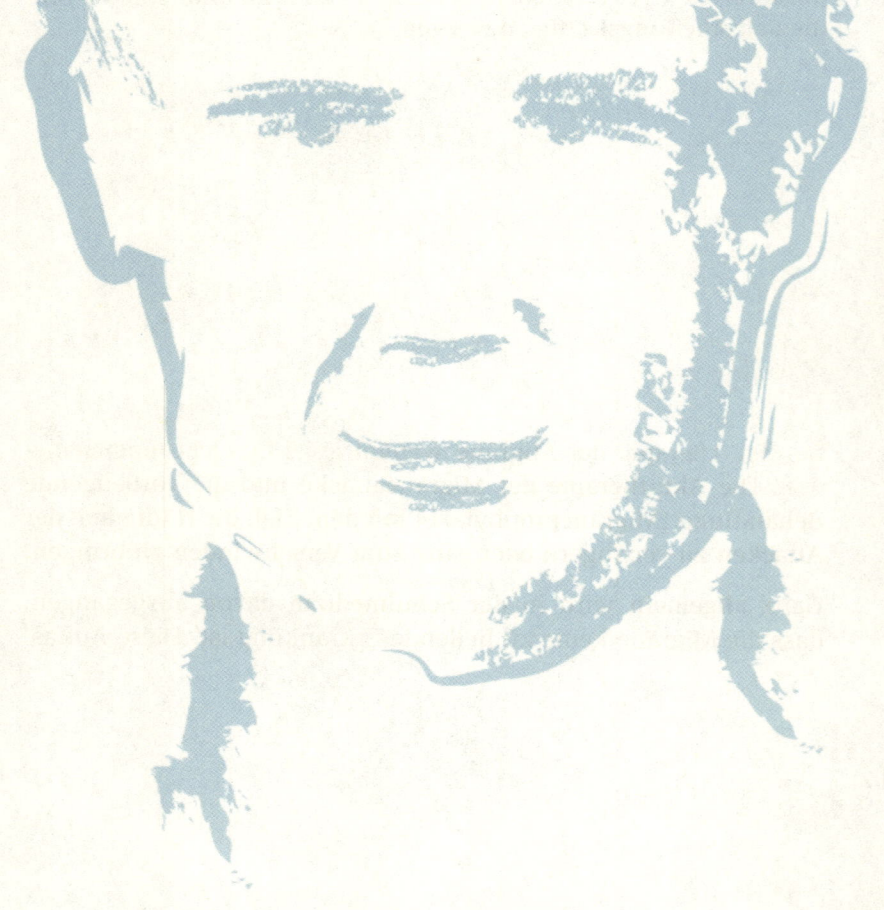

Im Atemholen sind zweierlei Gnaden:

Die Luft einziehen, sich ihrer entladen;

Jenes bedrängt, dieses erfrischt;

So wunderbar ist das Leben gemischt.

Du danke Gott, wenn er dich presst,

Und danke ihm, wenn er dich wieder entlässt.

Johann Wolfgang Goethe

Therapie der Migräne

Bei der Migränetherapie werden zwei Bereich unterschieden: die Akuttherapie der Migräneattacke und die vorbeugende Behandlung, die Migräneprophylaxe. Hierbei wird in der anthroposophischen Medizin nicht eine rein medikamentöse Lösung angestrebt, sondern vielmehr die aktive Mitarbeit des Patienten gefördert und gefordert. Dies bedeutet auch, dass der Patient aus Interesse und Engagement die Bereitschaft entwickelt, im eigenen Leben etwas verändern zu wollen – zumal der Lebensrhythmus nicht nur in Bezug auf die Migräne eine entscheidende Rolle spielt.

Therapie von Migräneattacken 75 / Vorbeugende Behandlung der Migräne 80

Bei der Therapie der Migräne werden zwei Bereiche unterschieden: Die Akuttherapie der Migräneattacke und die vorbeugende Behandlung (Migräneprophylaxe) mit dem Ziel, die Häufigkeit der Attacken zu verringern oder ganz zum Verschwinden zu bringen.

Ganz allgemein wird in der Schulmedizin davon ausgegangen, dass die Migräne keine zu heilende Erkrankung ist. Diese Auffas-

Akuttherapie und Migräneprophylaxe

sung kann jedoch angezweifelt werden, lehrt uns doch allein schon der äußerst individuelle Verlauf einer jeden Migräne, dass es unvorhersehbare Entwicklungen gibt. In alle Richtungen, zum Guten wie auch zum Schlechten, kann sich die Häufigkeit und die Intensität verändern. Ohne ein spezielles Medikament oder eine von außen vordergründig erkennbare Wandlung in den persönlichen Verhältnissen, dem Lebensstil o.a., finden sich immer wieder erstaunliche Verläufe. Bei vielen Patienten macht die Migräne im Laufe des Lebens gar eine «Biografie» durch – verliert sich manchmal von selbst. Natürlich gibt es auch die periodisch wiederkehrenden Migräneattacken, die, gleich einem biologischen Eigenrhythmus, das Leben des Betroffenen bestimmen. In diesen Fällen bedarf es großer Geduld, um gemeinsam mit dem Patienten eine Besserung zu erreichen.

Auch die Migräne durchläuft eine Art «Biografie»

Bedingt durch die an sich schon häufigen Schwankungen mit dem Auf und Ab der Migräneattacken, ist der Therapieerfolg einer vorbeugenden Behandlung nicht leicht zu beurteilen. Wenn man zudem noch bedenkt, dass sich im Durchschnitt 1–2 Migräneattacken pro Monat ereignen, bedarf es einer langfristigen Therapie, um überhaupt einen Effekt feststellen zu können.

Es bedarf einer langfristigen Therapie

Auf der einen Seite muss man also ein gewisses Maß an Geduld aufbringen, auf der anderen Seite gibt es auch so genannte Anfangserfolge, die sich nach einiger Zeit wieder verlieren. Wenn man mit einem neuen Medikament behandelt wird, so kann dies an sich schon beflügeln und die Hoffnung so weit nähren, dass für einen bestimmten Zeitraum die Migräne seltener auftritt. Ob es sich um das richtige Medikament zur Vorbeugung handelt, kann aber erst dann erkannt werden, wenn die Migräneattacken über längere Zeit ausbleiben oder sich in ihrer Häufigkeit deutlich reduzieren.

Die aktive Mitarbeit der Patienten ist erforderlich

Oft ist es in der anthroposophischen Medizin auch nicht damit getan, «nur» ein Medikament einzunehmen. Ganz im Gegenteil wird in den allermeisten Fällen die *aktive Mitarbeit* des Patienten erforderlich sein. Damit ist vor allem ein umfassendes Interesse

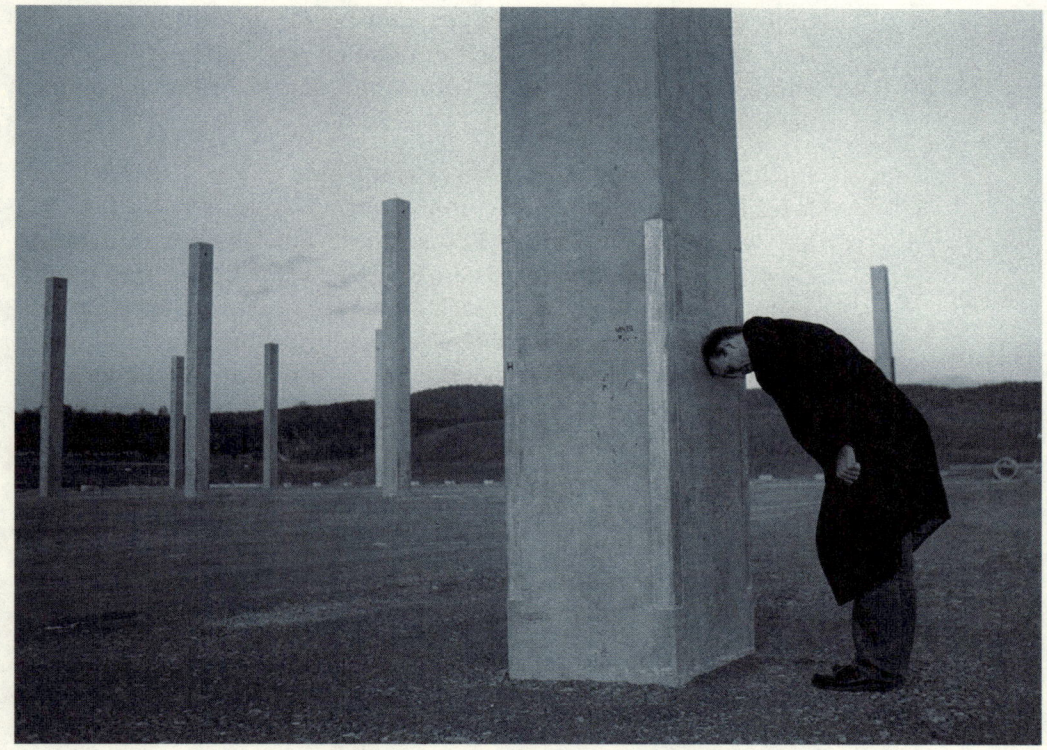

Patienten mit einer schweren Migräne fühlen sich immer wieder durch ihre Erkrankung allein gelassen und in Frage gestellt.

und Engagement gemeint, durch die Behandlung die Krankheit zu überwinden oder eine Besserung zu erreichen. Dies bedeutet gleichsam auch die Bereitschaft zu entwickeln, im eigenen Leben etwas verändern zu wollen und nicht nur auf die «Wunderpille» zu hoffen, die, einmal eingenommen, alle Beschwerden für immer verschwinden lässt.

Interesse und Engagement

   Dieses Medikament gibt es im Moment nicht und wird es aller Voraussicht nach auch nicht geben. Man kann zwar symptomatisch gegen die Kopfschmerzen und zu ihrer Vorbeugung heute sehr verschiedene, teils auch erfolgreich wirkende Medikamente einnehmen, es gibt jedoch kein Mittel, das die Migräne einfach beseitigt.

Auch wenn es sich bei der Migräne um eine vergleichsweise harmlose, weil das Leben nicht unmittelbar gefährdende Erkrankung handelt, führt der heftige Kopfschmerz mit Übelkeit und Erbrechen immer wieder zu existenziellen inneren Krisen und großer Verzweiflung. Wenn dann noch eine Aura hinzutritt, die zum Beispiel vorübergehend zu teilweiser oder vollständiger Erblindung führt, so kann immer wieder aufs Neue Panik und Furcht die Folge sein.

Patienten mit einer schweren Migräne fühlen sich immer wieder durch ihre Erkrankung in Frage gestellt und allein gelassen. Aus Verzweiflung über die teils nur ungenügend schmerzlindernden Medikamente und aufgrund mangelhafter Aufklärung werden manchmal über lange Zeiträume oft starke Medikamente eingenommen, die dann schleichend in eine Abhängigkeit führen.

Innerhalb der Behandlung von Migräne müssen neue Schwerpunkte gesetzt werden

Wenn man sich für einen neuen therapeutischen Ansatz interessiert oder entscheidet, so bedeutet dies auch einen anderen Umgang mit den üblichen Medikamenten. Man kann mit natürlichen Heilmitteln und den übrigen Therapieverfahren in der anthroposophischen Medizin nur dann Erfolge erzielen, wenn man neue Schwerpunkte setzt. Dies bedeutet keine dogmatische Ablehnung der modernen Schmerzmittel (Analgetika), sondern einen bewussteren Umgang mit ihnen an den Stellen, wo sie berechtigt sind. Allerdings muss man sich gerade bei der Schmerztherapie auch im Klaren darüber sein, dass die Schwelle, an der ein derartiges Medikament seinen Platz hat, von Mensch zu Mensch unterschiedlich ist. Insofern sind die Angaben zu den Medikamenten nur Anhaltspunkte und bedürfen der individuellen Beurteilung im Zusammenwirken von Arzt und Patient.

Therapie von Migräneattacken

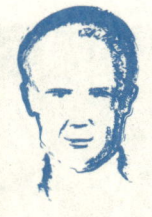

Bereits die Symptomatik einer schweren Migräneattacke mit deutlicher Überempfindlichkeit der Sinne, Übelkeit und Erbrechen führt bei fast allen Patienten zum Rückzug in ein abgedunkeltes Zimmer, das möglichst ruhig liegen sollte. Man kann also nur dazu raten, diesem an sich durch die Krankheitssymptome vorgegebenen Weg zu folgen und nicht mit Gewalt nach dem Motto «Augen zu und durch» dagegen anzugehen.

Den Bedürfnissen folgen

Gerade die in der jeweiligen Lebens- und Arbeitssituation nicht vorhandene Rückzugsmöglichkeit oder die im Innern empfundene Peinlichkeit, sich schon wieder bei der Arbeit abmelden zu müssen, begünstigt die Gewöhnung an eine zu häufige Tabletteneinnahme.

Nur vereinzelt gibt es auch Migränepatienten, die durch gesteigerte Aktivität ein Abklingen der Migräneattacke erreichen.

Auf einem ähnlichen Wirkprinzip beruht auch ein bekanntes Hausmittel – eine starke Tasse Kaffee mit Zitrone –, wenngleich dies bei nur wenigen Patienten zu ausreichendem Erfolg führt.

Kaffee und Zitrone

Manche Patienten erleben den Druck der Hände gegen die Schläfen als schmerzlindernd. Auch ein Eisbeutel, der an die Stirn und/oder in den Nacken gelegt wird, kann die Schmerzen oft reduzieren.

Druck gegen die Schläfen

Vielfach wird auch das Einreiben mit Rosmarinöl an Stirn und Schläfen als sehr wohltuend empfunden. Man kann auch Rosmarinöl auf ein Tuch auftragen, um dieses als Auflage immer wieder benutzen zu können.

Einreiben mit Rosmarinöl

Entgegen der sonst üblichen Abneigung gegen verschiedene ätherische Öle während der Migräneattacke wird der Duft von Rosmarinöl meist gut vertragen. Die Patienten berichten, dass sie sich hierdurch klarer und mehr bei sich selbst fühlen.
Alternativ kann man auch Stirnkompressen mit Rosmarinbademilch verwenden.

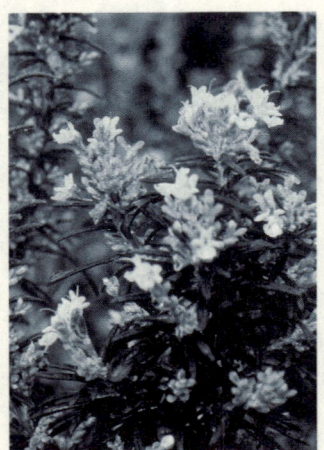

Rosmarin

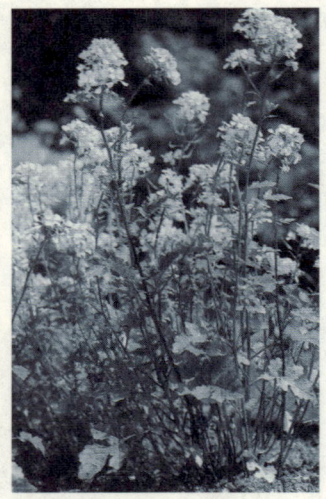

Senfkraut

Wenn die Migräneattacke noch nicht zu weit fortgeschritten ist, können Senfmehlfußbäder gemacht werden (S).

Eine Tasse gemahlenen Senfmehls in eine mit Wasser gefüllte Fußbadewanne gegeben (alternativ kann man auch einen 10 Liter-Eimer verwenden).

Wichtig ist, dass möglichst auch die Waden – zumindest zum Teil – im Wasser sind.

Die Wassertemperatur sollte angenehm warm bis heiß sein (37°–40°C).

Kennt man die persönliche Reaktion auf Senfmehl noch nicht, ist anfangs Vorsicht geboten, da Senfmehl die Haut stark reizen kann. Daher sollte die Dauer des Fußbades zunächst 5 Minuten nicht übersteigen.

Bei guter Verträglichkeit kann die Anwendung bis auf 20 Minuten ausdehnt werden.

Eine Rötung der Füße ist normal, allerdings muss man die Zeit begrenzen, damit die hautreizende Wirkung des Senfmehls nicht zu stark wird.

Im Anschluss werden die Senfreste an den Füßen mit warmem Wasser abgespült.

Wohltuend ist nach dem Abtrocknen das Auftragen von z. B. Olivenöl – danach sollte man warme Wollsocken anziehen.

Eine Nachruhe von 30 Minuten ist für den Erfolg des Fußbades sehr wesentlich.

Senfmehl regt die Durchblutung an

Das Senfmehl regt die Durchblutung in den Füßen und im ganzen unteren Bereich des Menschen an, sodass die in den Kopf hinein verlagerten Stoffwechselprozesse wieder ein Stück weit in den unteren Organismus gezogen werden.

Bei leichteren Migräneattacken, die nicht durch starkes Erbrechen eine Tabletteneinnahme verhindern, kann oftmals auch ein Präparat, das Quarz, Eisen und Schwefel (*Kephalodoron* 5%) enthält, noch Hilfe bringen (A). *Kephalodoron*

Ursprünglich handelt es sich bei diesem von Rudolf Steiner schon 1920 angegebenen Medikament[18] um ein Mittel, mit dem man vor allem in der prophylaktischen Behandlung Erfolge erzielen kann. Die genaueren Hintergründe und die Vorgehensweise für diesen Fall werden im folgenden Kapitel beschrieben.

In der akuten Phase nimmt man anfangs viertelstündlich 1–2 Tabletten Kephalodoron und vergrößert dann bei abnehmenden Kopfschmerzen die Intervalle auf halbstündliche bis zu stündlichen Einnahme.

Wenn sich nach 2 Stunden keine Besserung einstellt, sollte die Einnahme beendet werden.

Auch die höher dosierten *Ferrum-Quarz-Kapseln* (1 Kapsel pro Stunde) können im Einzelfall in der Akuttherapie erwogen werden (A). *Ferrum-Quarz-Kapseln*

Iris

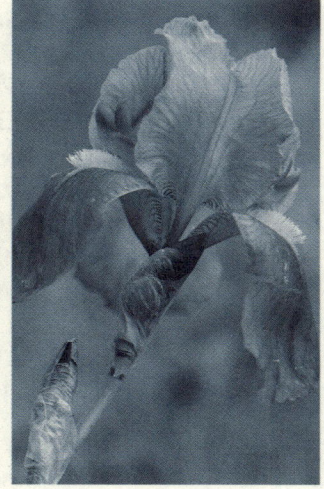

In der Praxis eines erfahrenen anthroposophischen Arztes können in diesem Stadium auch subkutan, also in das Unterhautfettgewebe gegebene Spritzen mit homöopathisch verdünnten Heilmitteln, wie z.B. *Iris, Belladonna* oder *Ignatia*, wirksam sein (A).

Immer wieder gelingt es jedoch nicht, mit diesen Maßnahmen allein eine befriedigende Linderung zu erreichen. Dann empfiehlt sich bei entsprechend starken Beschwerden die Einnahme eines gewöhnlichen Schmerzmittels in ausreichender Dosierung, das nur *einen* Wirkstoff enthält (A). Kombinationspräparate sind wegen des erhöhten Risikos einen medikamenteninduzierten Dauerkopfschmerz zu entwickeln, nicht sinnvoll.

Acetylsalicylsäure, Paracetamol, Ibuprofen

Übliche Präparate sind die frei verkäuflichen Schmerzmittel *Acetylsalicylsäure* (z.B. 1000 mg als Brause- oder Kautabletten), *Paracetamol* (z.B. 1000 mg als Tabletten oder Zäpfchen) oder *Ibuprofen* (z.B. 600 mg als Tabletten oder Kapseln).

Keinesfalls sollten diese Medikamente jedoch über längere Zeiträume ohne ärztliche Verordnung eingenommen werden. Gelegentlich kann es für die meist in diesem Stadium anzutreffenden Störungen im Magen-Darm-Trakt mit darniederliegender Peristaltik, Übelkeit und Erbrechen, zur Verbesserung der Aufnahme des Schmerzmittels sinnvoll sein, ca. 15 Minuten zuvor ein Medikament gegen das Erbrechen, ein so genanntes Antiemetikum einzunehmen (A).

Die Mehrzahl aller Migräneattacken kann mit diesen Maßnahmen ausreichend gelindert werden.

Bei schweren Migräneattacken werden Ergotalkaloid-Präparate verordnet

Von schweren Migräneattacken wird dann gesprochen, wenn die Kopfschmerzen auf die genannten Maßnahmen und Medikamente nicht ansprechen oder wenn bereits zu Beginn eine ausgeprägte Migräneaura auftritt. Bereits im 19. Jahrhundert setzte man in diesen Fällen den flüssigen Extrakt des Mutterkorns (*Secale cornutum*) ein. Dabei handelt es sich um ein von einem Pilz befallenes Getreidekorn, in dem Ergotalkaloide enthalten sind. Heutzutage wird der Wirkstoff synthetisch hergestellt und kann als Zäpfchen, Tablette oder Aerosol eingenommen werden (A).

Die Einnahme von Ergotaminpräparaten sowie den nachfolgend beschriebenen Triptanen darf jedoch nicht während der Phase der Aura erfolgen.

Im Allgemeinen kann man nur dann eine Wirkung erzielen, wenn die Kopfschmerzen nicht schon zu lange bestehen. Komplikationen der Behandlung können Übelkeit und Erbrechen sowie bei Dauergebrauch Durchblutungsstörungen in den Gliedmaßen und verschiedenen Organen sein. Außerdem kann bei zu häufiger Einnahme ein sehr schwer zu behandelnder Dauerkopfschmerz auftreten.

Mit der weiteren Erforschung der Ursachen der Migräne gelang es auch, spezifischere Medikamente zu entwickeln. Seit 1993 sind die so genannten *Triptane* zur Behandlung der schweren Migräne-attacken im Handel. Diese Medikamente bewirken eine Gefäßver-engung der erweiterten Arterien im Gehirn, die Freisetzung der gefäßerweiternden Substanzen wird reduziert, außerdem werden durch diese Medikamente bestimmte Nervenzellen im Hirnstamm, die an der Schmerzübermittlung beteiligt sind, gehemmt. Die Ver-ordnung dieser zudem auch sehr teuren Medikamente sollte nur durch einen damit erfahrenen Arzt erfolgen (A).

Triptane – spezifische Medikamente zur Behandlung schwerer Migräneattacken

Es gibt inzwischen sechs verschiedene Substanzen, die sich unter-einander in der Darreichungsform, in der Wirkstärke und in der Schnelligkeit des Wirkungseintritts unterscheiden. Bei bis zu 40 % der Patienten können die Kopfschmerzen nach Einnahme dieser Medikamente erneut auftreten, sodass dann eine zweite Gabe erfor-derlich wird. Außerdem können sich durch eine zu häufige Verwen-dung dieser Mittel die Migräneattacken verstärken oder häufiger auftreten. Wie bei den gewöhnlichen Schmerzmitteln und den *Ergotaminen* können auch die *Triptane* bei zu häufigem Gebrauch einen medikamenteninduzierten Dauerkopfschmerz auslösen.

Gefahr der medikamenten-induzierten Dauer-kopfschmerzen

Durch diese modernen Migränemedikamente sind die Behand-lungsmöglichkeiten in den letzten Jahrzehnten deutlich erweitert worden. Die üblichen *Analgetika*, die *Ergotamine* und auch die spezifisch nur bei Migräne wirksamen *Triptane* bilden in der Hand des erfahrenen Arztes eine Behandlungsmöglichkeit für Patienten, die ohne derartige Medikamente keine ausreichende Schmerzlin-derung erreichen könnten.

Man darf aber auf der anderen Seite auch die Schattenseiten nicht außer Acht lassen, die durch eine zu unkritische Verordnung und Einnahme dieser Medikamente entstehen. Die Notwendigkeit ei-ner Behandlung mit der künstlichen Niere geht bei einem Drittel der Dialysepatienten auf eine zu häufige Einnahme dieser Medika-mente zurück, ebenso wie Krankenhausaufenthalte zur Entzugs-behandlung der Patienten mit analgetikainduzierten Dauerkopf-schmerzen.

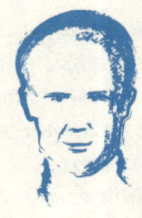

Vorbeugende Behandlung der Migräne

Mit der prophylaktischen Behandlung der Migräne ist die Therapie in den Zeiträumen des Migräneintervalls gemeint. Zuallererst ist damit eine Frage an den Umgang mit den Anforderungen des täglichen Lebens verbunden. Erst an zweiter Stelle soll auch über Medikamente oder andere Therapieverfahren gesprochen werden.

Die Persönlichkeit hat neben den körperlichen Grundlagen wichtigen Einfluss auf eine Krankheit

Wie in den vorangegangenen Kapiteln ausgeführt, haben viele Migränepatienten eine gewissenhafte, besonders aktive, mit starker Leistungsbereitschaft einhergehende Persönlichkeit. Hinzu kommt eine Hinwendung an die Außenwelt mit dem Bestreben, niemandem etwas schuldig zu bleiben, oft in Verbindung mit großer Höflichkeit und Ordnungsliebe. Diese Schilderung von immer wieder angetroffenen Wesensmerkmalen, die in wissenschaftlichen Untersuchungen belegt werden konnten, sind nicht im Sinne einer Krankheitsursache zu verstehen. Ähnliche seelische Konstitutionen werden auch bei anderen Erkrankungen beschrieben. Man trifft zum Beispiel bei Patienten mit einer Depression auf ähnliche Persönlichkeitsmerkmale. Die Beziehung zwischen diesen beiden Erkrankungen äußert sich u.a. dadurch, dass die Erkrankungshäufigkeit an Depressionen und Angsterkrankungen bei Patienten mit Migräne um ca. 20–40 % höher ist als in der sonstigen Bevölkerung. Unsere Persönlichkeit hat also, neben den körperlichen Grundlagen, die durch die Vererbung mitbestimmt werden, einen wichtigen Einfluss auf die «Gestalt» und die Ausprägung einer Krankheit.

Im Migräneintervall stark nach außen orientierte Konstitution

Man findet im Migräneintervall eine stark nach außen orientierte Konstitution, deren Dynamik und Reaktionsschnelligkeit sich auch in bestimmten Messungen nachweisen lässt.[19]

Bildlich gesprochen besteht in dem Intervall eine sich langsam verstärkende Anspannung und ein «Nicht-abschalten-Können», das mit der Migräneattacke sein Ende findet.

In dieser Phase kommt es bei entsprechend starken Kopfschmer-

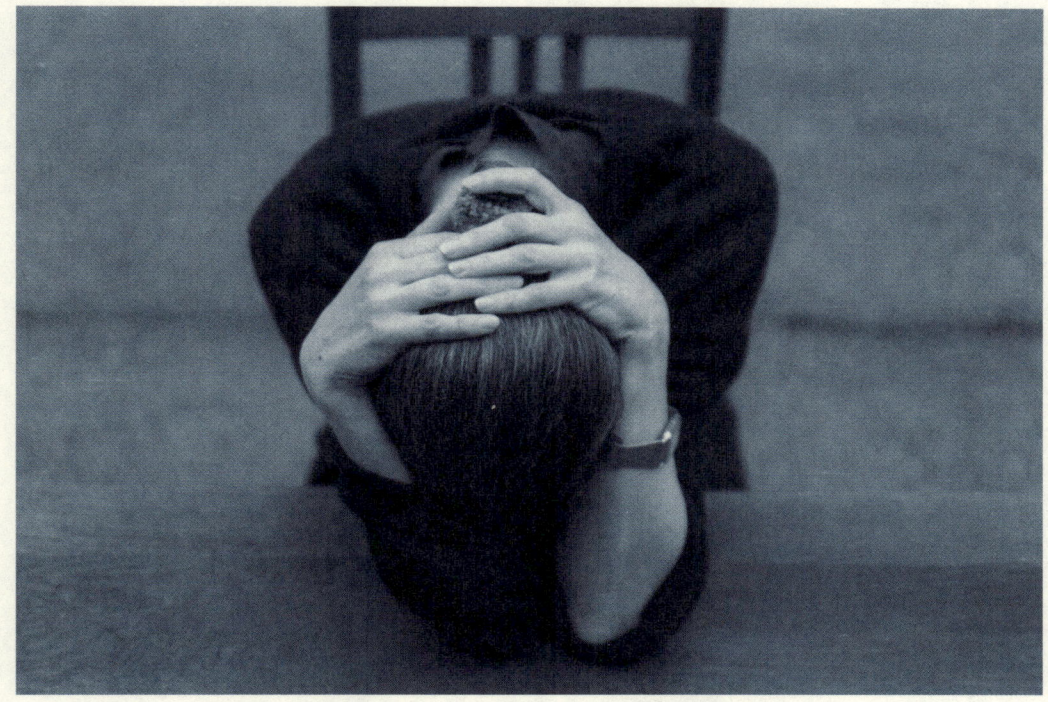

In Phasen starken Kopfschmerzes wird die Außenwelt nicht mehr wahrgenommen – Sinneseindrücke werden vermieden.

zen auch meist zu einem Rückzug in einen abgedunkelten Raum.
Außenaktivitäten sind nicht mehr möglich, für einige Stunden bis
Tage ist durch die Migräneattacke der Pendelschlag in die andere
Richtung gelenkt worden. Man nimmt in dieser Phase nicht mehr
die Außenwelt wahr, sondern erlebt in überstarkem Ausmaß die
inneren Organe, zum Beispiel den Magen und Darm und natürlich
auch den Kopf. Sämtliche Sinneseindrücke sind unangenehm und
werden vermieden, das Bewusstsein ist oft gedämpft und nur erfüllt von dem peinigenden Kopfschmerz.

Migräne verweist uns auf die Ebene des Rhythmus

Man kann auf diesem Hintergrund die Migräne auch als eine Erkrankung betrachten, die uns auf die Ebene des *Rhythmus* verweist. Erinnert sei in diesem Zusammenhang an die verschiedenen Migräneauslöser, die zum Teil auch mit Rhythmusänderungen zu tun haben. Immer wenn der normale Lebens- und Tagesrhythmus gestört wird, durch zum Beispiel eine besonders starke Erregung oder Anspannung, das Auslassen von Mahlzeiten, der Arbeitsrhythmus durch das Wochenende etc., können diese Störungen zu einer Migräneattacke führen.

Was ist mein persönliches Maß?

Als Menschen stehen wir durch die unterschiedlichsten Rhythmen immer in einer Art Spannungsfeld. Wir pendeln zwischen innen und außen, jeder Tag verkörpert eine Polarität im Verhältnis von Tag und Nacht. Und so müssen wir uns jeden Tag aufs Neue fragen, welches Maß zwischen diesen Extremen *für uns* das Richtige ist.

Johann Wolfgang von Goethe hat in dem Gedicht *Talisman* in dichterischer Form die mannigfaltigen Gegensätze in der uns umgebenden Welt am Beispiel der Atmung sehr treffend beschrieben:

> Im Atemholen sind zweierlei Gnaden:
> Die Luft einziehen, sich ihrer entladen;
> Jenes bedrängt, dieses erfrischt;
> So wunderbar ist das Leben gemischt.
> Du danke Gott, wenn er dich presst,
> Und danke ihm, wenn er dich wieder entlässt.

Gedanken zur Tagesgestaltung

Gewöhnlich machen wir uns über die Tagesgestaltung bezüglich des richtigen Umgangs zwischen innen und außen nicht sehr viel Gedanken. Es ist jedoch lohnenswert, sich diesen Vorgang näher anzuschauen, wenn man einen Zugang zu der Frage: «Was ist mein persönliches Maß?», bekommen will.

Zunächst kann man sich im Kleinen die Situationen klarmachen, wie man auf einen Sinnesreiz reagiert. Folgendes Beispiel soll das Gemeinte verdeutlichen:

Wenn wir ohne Begleitung in einem Café sitzen, so können wir die Menschen, die Geräusche und teils auch die Gespräche wahrnehmen. Unsere Aufmerksamkeit ist ganz in der Welt um uns herum. Wir können uns aber auch entschließen, eine Zeitung zu lesen. Wird das Interesse geweckt und die Zeitung ist nicht langweilig, so werden wir ganz in diese Welt eintauchen. Die Geräusche und Gespräche werden automatisch leiser wahrgenommen, rücken in den Hintergrund. Es liegt an uns selbst, wofür wir uns entscheiden. Sind wir innerlich unentschlossen oder die Zeitung ist doch nicht so interessant, fällt die Ablenkung leichter und Gesprächsfetzen oder lautere Geräusche dringen immer wieder durch.

Wir können also unsere Sinneswahrnehmung bündeln und müssen uns nicht zwangsläufig allen Wahrnehmungen aussetzen.

Der Sinnesprozess und unsere Reaktion darauf unterliegen einer Wandlung. Maßgeblich hierfür ist vor allem unser inneres Engagement, unser Interesse. Es ist also auch nicht zwingend erforderlich, auf jeden Eindruck sofort zu reagieren. Nur auf der Ebene der Reflexe reagiert unser Körper zu unserem Schutze unwillkürlich. Wir blinzeln, wenn etwas vor unsere Augen kommt, oder husten, wenn etwas in die Luftröhre geraten ist. Ansonsten können wir eine der jeweiligen Situation angemessene Zeit verstreichen lassen, bis wir auf etwas reagieren.

In den Reaktionen sollte man sich die nötige Zeit lassen

Wenn man diese Gedanken an das zur Migräne bisher Gesagte anschließt, so ist es in diesem Rahmen sinnvoll darauf zu achten, dass *Zwischenräume* entstehen, Räume zwischen Sinneseindruck und Reaktion.

Es handelt sich hierbei nicht um Minuten oder gar Stunden – obwohl auch das im Einzelfall richtig sein kann –, sondern es geht um den berühmten «kleinen Spalt in der Tür». Mehr aus einem emotionalen Zusammenhang heraus betrachtet, ließe sich zum Beispiel fragen: «Muss ich mich *innerlich* jetzt sofort aufregen oder kann ich nicht erst einmal tief durchatmen, also seelisch gesehen innehalten?»

Zwischen Sinneseindruck und Reaktion sollte Raum gelassen werden

Öffnen für neue Betrachtungsweisen

Wenn wir eines unserer Kinder bitten, den Abendbrottisch zu decken, so wird dieser Wunsch oft nicht gleich erfüllt. Wie ich nun innerlich damit umgehe, ob ich sofort oder nach dem dritten Anlauf selbst – innerlich genervt, enttäuscht, frustriert, angespannt – den Tisch decke oder mich entspannt hinsetze und warte, auch wenn das Abendessen dann ausfällt, liegt ganz in meinem Ermessen. Ich könnte auch bemerken, dass ich ja einen Wunsch geäußert und nicht einen Auftrag gegeben habe, sodass es in der Natur der Sache liegt, wenn dieser einmal nicht erfüllt wird …

Die Verknüpfung von Sinneseindruck (die Kinder kommen trotz Aufforderung nicht) und Emotion (innerlich genervt, enttäuscht, angespannt …) kann auch langsamer ablaufen, so wie ich auch nicht verpflichtet bin, mich aufzuregen. Für viele, die nicht von Natur aus ein gewisses Maß an Ruhe und Geduld mitbekommen haben, ist eine Verwandlung dieser inneren Verhältnisse ein hartes Stück Arbeit an sich selbst.

Arbeit an sich selbst

Wie wir physisch mit dem Einatmen und Ausatmen verbunden sind, so gibt es auch ein Atmen im Bereich des seelisch-geistigen Lebens eines jeden Menschen. Hilfreich ist es in diesem Zusammenhang, auf das eigene «Atmen» in Sympathie und Antipathie zu blicken. Lebt man ganz in der Welt der Gefühle oder kann man sich ein Stück weit immer wieder auch aktiv distanzieren, die Dinge, das Geschehen von außen betrachten? Wie ist der eigene Umgang mit Ja und Nein, mit Zustimmung und Widerspruch? Wo werden Schwerpunkte bei der Hilfe und Unterstützung für andere gesetzt, wo kann und will man sich distanzieren? Auf geistigem Felde ist es zum Beispiel die Fragestellung: «Was denke ich? Was denkt die Welt?», die eine ähnliche Polarität aufweist.

Sympathie und Antipathie – Umgang mit Gefühlen, Aufgaben und Ansichten

Herrscht ständig die Überlegung, was wohl die Nachbarn, die Freunde oder Kollegen bei der Arbeit denken, so ist man mit Sicherheit zu stark in der Peripherie. Das Gegenteil liegt vor, wenn einen die Umgebung nicht interessiert und völlig unberührt lässt.

All diese Fragen und Gedanken können nicht mehr als eine Anregung sein, sich tiefer mit diesen Gesichtspunkten über eine längere Zeit zu beschäftigen. Dabei kann man sich zum Beispiel in der einen Woche besonders den eigenen Umgang mit Sympathie und Antipathie vor das innere Auge stellen und sich in der anderen verstärkt danach zu befragen, wie das eigene Verhältnis zu Zustimmung und Ablehnung, zu Ja und Nein in den verschiedenen Lebensbereichen ist.

Unterstützung und Kraft bekommt man für die Bearbeitung dieser Fragen, wenn man sich seinen Tagesablauf so gliedert, dass jeweils morgens und abends zwei Momente entstehen, in denen keine äußere Verpflichtung und Aufgabe vorherrscht. Der Einwand, hierfür sei keine Zeit vorhanden, wird hinfällig, wenn man sich mit dem nötigen Fingerspitzengefühl diesem Vorhaben nähert, denn schon wenige Minuten genügen: Fünf Minuten, in denen man sich ein Gedicht, einen Spruch oder ein Gebet vor die Seele stellt, das innerlich wahrhaftig berührt, sozusagen das Herz erfüllt.

Gliederung des Tagesablaufes

Zeit für ganz eigene Momente, die aus dem alltäglichen Leben herausgelöst sind

Plant man dagegen von Anfang an gleich eine Viertelstunde ein und stellt damit zu hohe Erwartungen an sich selbst, ist ein Scheitern schon vorprogrammiert.

Erst nach und nach kann man diese Zeit («in der ich nur mir gehöre») ausdehnen und so Platz schaffen für zum Beispiel einen Rückblick («Wie habe ich gelebt in Sympathie und Antipathie?») auf die oben erwähnten Fragen, den man im Wechsel mit einer bestimmten gymnastischen oder eurythmischen[20] Übung begleitet.

Der Tagesbeginn und auch das Ende des Tages erfahren auf diese Weise eine bewusste Gestaltung. Man fällt sozusagen nicht aus dem Bett und geht sofort in den Pflichten des Alltags auf oder unter, sondern man wirkt «Zwischenraum-bildend» am Anfang und Ende des Tages.

Bewusste Gestaltung von Tagesbeginn und Tagesende

Die Erfahrung lehrt, dass diese Gliederung im Laufe der Zeit in das gesamte Tagesgeschehen ausstrahlt, sodass auch während bestimmter kritischer Situationen tagsüber, die früher zu großer innerer Hektik und Nervosität geführt hätten, plötzlich neue Fähigkeiten des Abstandnehmens und Innehaltens vorhanden sind.

Schwingen zwischen äußeren Aufgaben und innerer Ruhe

Durch dieses beständige Schwingen zwischen den äußeren Aufgaben und dem innerlich Zur-Ruhe-Kommen, das natürlich auch in kleineren Momenten des Tagesverlaufs auf die eine oder andere Weise seinen Platz bekommen muss, nähern wir uns schrittweise dem gesundheitsförderlichen Prinzip der Kohärenz[21] in den Bereichen des Denkens, Fühlens und Wollens. Gleichzeitig bereitet dieses bewusst geführte Pendeln zwischen Innen- und Außenwelt den Boden für eine Besserung der Migräne.

Grundlage ist eine Veränderung der Lebensführung

Das Ziel der bisherigen Ausführungen war, Anregungen zu geben, in welcher Weise man durch Eigeninitiative Einfluss auf die Migräne nehmen kann. Und dies ausgehend von der Überzeugung, dass jede medikamentöse Behandlung ohne eine ergänzende Veränderung der Lebensführung, auch mit Hilfe der weiter unten genannten nichtmedikamentösen Therapieverfahren, unvollständig bleibt und nicht die optimale Wirkung erzielt.

Festigung und Verankerung des Stoffwechselpols an dem ihm angestammten Ort

Wie in den vorangegangenen Kapiteln ausgeführt, besteht bei der Migräne eine Erschöpfung im Nerven-Sinnes-System. Durch Überlastung und fortwährende Anspannung kommt dieser Bereich in eine Art Energiedefizit. Hierdurch überwiegt der Stoffwechselpol und entfaltet seine Wirksamkeit am falschen Platz. Entzündungsprozesse und Erschlaffung der Gefäße in Verbindung mit pulsierenden Kopfschmerzen sind die Folge.

Bei der medikamentös-prophylaktischen Behandlung steht deshalb die Festigung und Verankerung des Stoffwechselpols an dem ihm angestammten Ort besonders im Vordergrund. Dies kann vor allem

Bitterstoffe

durch verschiedene *Bitterstoffe* erreicht werden. So kann eine halbe bis eine Tasse aus *Tausendgüldenkraut 1–2-mal täglich*, zum Beispiel vor dem Frühstück und Mittagessen getrunken, hierbei behilflich sein (S). Eine weitere Möglichkeit ist die Einnahme von einem Magentonikum (Wala) oder Enzian-Anaemodoron (Weleda) (S).

Ergänzend können immer wieder Phasen einlegt werden, in denen man sich für 2–3 Wochen morgens und abends, sozusagen vor dem Aufstehen und Einschlafen, mit einer *Kupfersalbe (z.B. Cuprum metallicum präp. 0,4 % von Weleda)* den Bauch langsam kreisförmig im Uhrzeigersinn für 5 Minuten massiert (S). Dies ist vor allem dann sinnvoll, wenn man immer wieder an Blähungen oder Stuhlunregelmäßigkeiten leidet.

Kupfersalbe

Auch ein *Schafgarbenleibwickel* kann bei richtiger Anwendung die Verdauungstätigkeit stärken und strukturieren (S).

Schafgarbenwickel

> *Nachdem Stängel und Blüte der Schafgarbe in einem Topf mit Wasser auf schwacher Flamme ca. 10 Minuten gezogen haben, wird ein Tuch damit getränkt und anschließend vorsichtig auf die Leberregion (rechter Oberbauch) gelegt. Der Wickel sollte so heiß wie möglich angelegt werden. Um den Wickel schlägt man schließlich ein Wolltuch, legt sich eventuell eine Wärmflasche auf den Bauch und lässt all dies 20 Minuten einwirken. Diese 20 Minuten sollte man sich anschließend auch zur Nachruhe gönnen.*

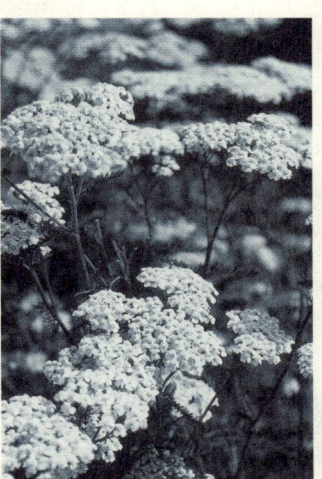

Schafgarbe

Diese Behandlung eignet sich besonders für etwas beleibtere Patienten, die in ihrer seelischen Konstitution zu größerer Impulsivität bis hin zu Jähzorn neigen.

Je nach Befund kann es im Einzelfall auch erforderlich sein, bestimmte Organe im Bauchraum mit spezielleren Medikamenten zu unterstützen. Hierzu zählt vor allem die Anregung der Gallenfunktion, die gelegentlich nicht genügend aktiv ist. Dies kann sich in Verdauungsunregelmäßigkeiten wie Blähungen oder Verstopfung zeigen oder in einer Unverträglichkeit bestimmter Speisen. Günstig wirkt hier eine Behandlung mit

Anregung der Gallenfunktion

Choleodoron und Cichorium

Choleodoron oder *Cichorium* (A), gelegentlich auch in Verbindung mit dem homöopathisch verdünnten Organpräparat der *Gallenblase* als subkutane Injektion (A).

Sauerklee

Ein wichtiges Medikament für die Anregung und Belebung des Stoffwechsels allgemein ist außerdem *Oxalis, der Sauerklee* (A). Er wirkt der Schlackenbildung und Ablagerung entgegen und fördert so die gesunde Funktion der Bauchorgane.

Andere wichtige Organe, die gelegentlich einer besonderen Anregung und Unterstützung bedürfen, sind die weiblichen Geschlechtsorgane, die Leber, die Nieren und der Magen. Der anthroposophische Arzt kann hierfür aus einem reichen Medikamentenschatz, der mineralische, pflanzliche und tierische Heilmittel umschließt, die jeweils geeignete Behandlung auswählen.

Brennnessel- und Birkenblättertee

Bei geringer Harnausscheidung, verbunden mit Blähungen, verstärkter Reizbarkeit und innerer Anspannung, lässt sich durch reichliches Trinken einer Mischung von *Brennnessel-* und *Birkenblättertee* immer wieder ein drohender Migräneanfall verhindern (S).

Kephalodoron oder Ferrum-Quarz-Kapseln

Im Sinne eines Konstitutionsmittels[22] wird in der anthroposophischen Medizin häufig eine Behandlung mit *Kephalodoron 5 %* oder *Ferrum-Quarz-Kapseln* über einen längeren Zeitraum verordnet (A).

Man kann in den drei Bestandteilen – Quarz, Eisen und Schwefel –, die in einem komplizierten pharmazeutischen Prozess unter Luftabschluss miteinander in Verbindung gebracht werden, eine Beziehung zu den drei Gliedern der menschlichen Organisation sehen:

Quarz

Der *Quarz* mit seinem uns gut bekannten Vertreter, dem Bergkristall, ist dem Nerven-Sinnes-Prozess wesensverwandt, wie er uns in einem klaren, geordneten Gedanken entgegentritt.

Eisen

Das *Eisen* hat eine Verbindung zum rhythmischen System und ist im Blut mit dem Blutfarbstoff, dem Hämoglobin, verbunden.

Der *Schwefel* gehört zum Bereich des Stoffwechsel-Glied-maßen-Systems. Er weist von allen drei Substanzen die größte Reaktionsfreudigkeit auf, ist brennbar und verdampft leicht an der Luft. In vielen Eiweißsubstanzen ist er in unserem Organismus enthalten. *Schwefel*

Die Dauer der Behandlung mit *Kephalodoron* ist individuell unterschiedlich. Allgemein kann man jedoch sagen, dass es sinnvoll ist, die Behandlung ebenfalls rhythmisch, d.h. in Intervallen von einigen Monaten durchzuführen und immer wieder eine Pause einzulegen. Oft berichten Patienten dann im Lauf der Zeit auch von einer Wandlung der Migräne: Die sehr starken Attacken zum Beispiel sind verschwunden, und nur noch die gewöhnlichen, sozusagen leichteren Kopfschmerzen bestehen gelegentlich.

Es gibt jedoch auch immer wieder Fälle, wo man trotz einer umfangreichen Beratung und verschiedener Therapieversuche nicht den Eindruck hat, dass es wirklich zu einer Verringerung der Migräneattacken gekommen ist. In diesen Fällen kann man dann auch eine Behandlung mit *hochdosiertem Magnesium* erwägen (A). Unangenehme Nebenwirkungen hierbei können dünner Stuhlgang bis hin zu Durchfällen sein. In diesen Fällen muss die Dosierung reduziert oder die Therapie beendet werden. *Magnesium*

Auch die Einnahme von ebenfalls *hochdosiertem Vitamin B2* ist in Einzelfällen wirksam (A). *Vitamin B2*

Ebenfalls zur Vorbeugung von Migräneattacken geeignet ist eine Behandlung mit einem Extrakt aus der *Pestwurz* (A). *Pestwurz*

Sofern sich mit all diesen Behandlungen keine Besserung erreichen lässt, stehen schließlich auch die konventionellen Medikamente zur Migräneprophylaxe zur Verfügung. Die Wirkungsweise dieser verschiedenen Medikamente besteht in einer Dämpfung und Stabilisierung der Nervenzellfunktion. An erster Stelle werden die so genannten *Betablocker* verordnet, die besonders, neben ihrer Wirkung im zentralen Nervensystem, den Teil des autonomen Nervensystems blockieren, der als «Sympathikus» bezeichnet wird. *Betablocker*

Das autonome Nervensystem steuert die Blutdruck- und Pulsregulation, wirkt mit an der Darmperistaltik und hat auch eine Bedeutung bei der Steuerung der Blasenentleerung. Aus diesem Grunde können durch die Betablocker eine Absenkung des Blutdrucks und des Pulsschlags als Nebenwirkung verursacht werden. Außerdem kann Mattigkeit und verminderte Leistungsfähigkeit entstehen. Es gibt noch eine ganze Reihe weiterer allopathischer Medikamente,[23] die verordnet werden können. Grundsätzlich macht eine derartige medikamentöse Therapie nur Sinn, wenn sie in ein ganzheitliches Behandlungskonzept eingebettet ist.

Körperliche Bewegung

Ein wichtiges Element aus dem Spektrum der nichtmedikamentösen Therapieverfahren bei der Migräneprophylaxe bildet die *regelmäßige körperliche Bewegung*. Bereits der zweimal tägliche Spaziergang von je 20 Minuten wirkt dem in unserer Zeit so häufigen Bewegungsmangel entgegen. Durch das Laufen an der frischen Luft werden die Stoffwechselprozesse an dem ihnen gemäßen Ort angeregt, und einer Überlastung der Nerven-Sinnes-Organisation durch die heute übliche einseitige intellektuelle Beanspruchung wird entgegengewirkt.

Heileurythmie

Für viele Patienten hat sich auch eine Behandlung mit *Heileurythmie* sehr bewährt. Durch regelmäßige Anwendung der Übungen kann man eine deutliche Besserung der Migräne erreichen. Es handelt sich dabei um ein Therapieverfahren, das von Rudolf Steiner vor Ärzten entwickelt und in seiner Wirksamkeit bei verschiedenen Erkrankungen dargestellt wurde. Bei der Heileurythmie werden die Laute der Sprache in Gebärden «übersetzt». Vom behandelnden Arzt werden jeweils zum vorliegenden Krankheitsbild passende Lautreihen und Gebärden empfohlen, die mit einem speziell in Heileurythmie ausgebildeten Therapeuten geübt werden (A). Man kann bereits in den ersten Stunden erleben, dass diese «Körpersprache» eine ganz eigene Wirkung im Innern entfaltet. So fühlt man sich zum Beispiel durch die Bewegung eines L

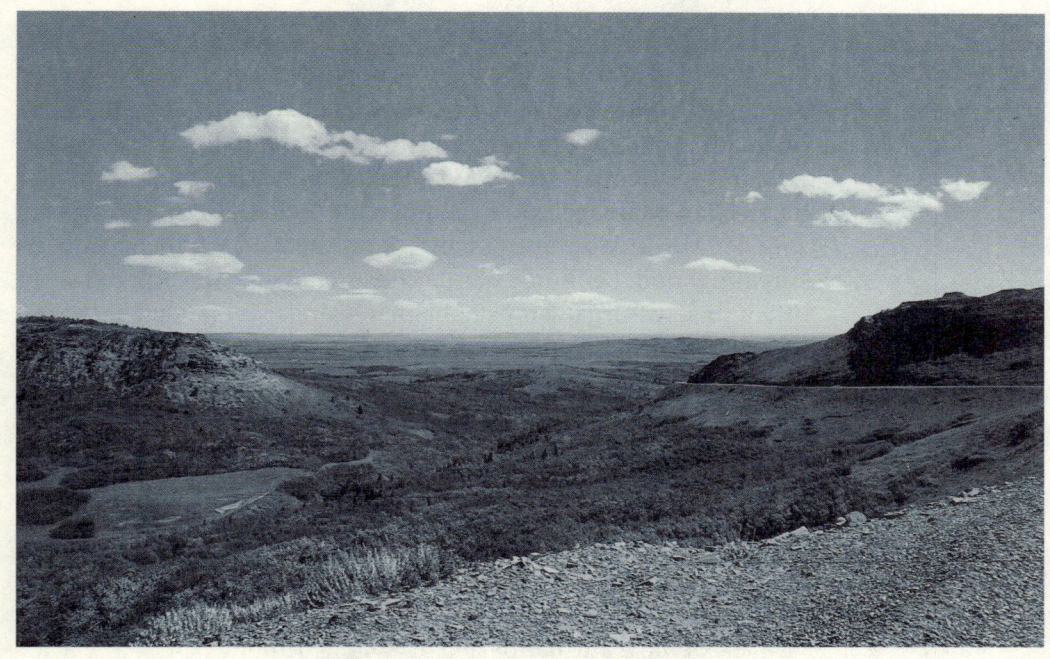

Bei der Migräneprophylaxe bildet regelmäßige körperliche Bewegung – besonders in der freien Natur – ein wichtiges Element.

wie emporgehoben und besonders leicht, während ein B (ein wichtiger Laut in der Migränetherapie) eine festigende und schützende Qualität vermittelt.

Wichtige weitere Therapieverfahren in der anthroposophischen Medizin sind die *Kunsttherapien*. Mit den Mitteln der Malerei, der plastischen Gestaltung in Ton oder Stein, der Musik und der Sprache findet der Patient unter Anleitung durch einen speziell ausgebildeten Therapeuten Zugang zu den heilenden Kräften der Kunst. Je nach Krankheitsbild wird auch hier der Arzt eine für die Erkrankung am besten geeignete Therapieform verordnen (A). Zum Teil

Kunsttherapien

werden diese Behandlungen auch von den Krankenkassen übernommen.[24]

Rhythmische Massagen

Mit der *rhythmischen Massage*, entwickelt von der Ärztin Dr. Ita
Wegman, können die Migräneattacken ebenfalls wirkungsvoll
reduziert werden (A). Diese Massagetechnik ist, verglichen mit der
klassischen Massage, weniger auf eine Behandlung und Lockerung der Muskulatur ausgerichtet, sondern zielt vielmehr auf eine
Anregung und Lenkung der Lebensprozesse,[25] die im flüssigen
Milieu unseres Organismus beheimatet sind. Von manchen Patienten wird diese Therapie auch als «Streichelmassage» bezeichnet,
weil sie sich mit kreisenden, sanften, auf- und abstreichenden
Bewegungen dem Bindegewebe zuwendet und nicht die Muskulatur massiert und knetet.

Gesunde Ernährung spielt bei der Vorbeugung von Migräne- erkrankungen eine zentrale Rolle

Bei der Migräneprophylaxe spielt auch die gesunde Ernährung
eine wichtige Rolle. Viele Patienten verzichten bewusst auf das
eine oder andere Nahrungsmittel, weil sie einen Zusammenhang
mit der Auslösung einer Migräneattacke vermuten, von anderen
Betroffenen gehört oder selbst deutlich erlebt haben.

Dabei werden am häufigsten Alkohol, frittierte Speisen, Zitrusfrüchte, Schokolade, Meeresfrüchte und pikanter Käse genannt.
Auch verschiedene Konservierungs- und Süßstoffe wie Aspartam,
das in verschiedenen Light-Getränken enthalten ist, werden für die
Auslösung von Migräneattacken verantwortlich gemacht. Besonders
eindeutig ist der Zusammenhang zwischen Koffein und Migräneattacken. So können bei Patienten, die bis zu sechs Tassen Kaffee
täglich trinken, nach Absetzen oder Umstellung auf entkoffeinierten
Kaffee recht zuverlässig Migräneattacken ausgelöst werden.

Aufgrund der sehr unterschiedlichen Reaktion auf Nahrungsmittel kann man nur allgemeine Ratschläge geben und sicherlich
keine spezielle «Migränediät» empfehlen.

Günstig ist eine vegetarische oder gemischte Vollwertkost mit
wenig Fleisch, um eine Überforderung im Darm durch die Entstehung von Gärungsprozessen zu verhindern.

Alkohol sollte man gänzlich vermeiden. Die meisten Patienten wissen aus eigener Erfahrung, dass sie keinen Alkohol vertragen, und verzichten von sich aus auf alkoholische Getränke. Beim Kaffee kann man sich prüfen, ob man zu denjenigen gehört, die übermäßig viel trinken, um dann entsprechend zu reduzieren oder das Kaffeetrinken ganz zu beenden. Kaffee ist sicherlich eines der verbreitetsten «Aufputschmittel» und für Menschen, die ohnehin sehr stark ihr Nerven-Sinnes-System beanspruchen, eine zusätzliche Belastung.

Soweit möglich, sind Nahrungsmittel aus biologischem oder biologisch-dynamischem Anbau zu empfehlen. Die in diesen Nahrungsmitteln enthaltenen Substanzen wie Kohlenhydrate, Eiweiße und Fette sind noch in viel stärkerem Maße Träger von Lebensprozessen und nicht so dem Abbau und der Degeneration verfallen wie die Nahrungsmittel aus konventionellem Anbau. Zudem ist neben dem Blick auf die eigene Gesundheit, in diesem Zusammenhang auch die Förderung einer unsere Erde gesund erhaltenden Landwirtschaft wichtig.

Es existieren noch viele weitere prophylaktische Behandlungsansätze für die Migräne, die vor allem aus dem Bereich der Verhaltenstherapie heraus entwickelt wurden. Exemplarisch sei hier noch die *progressive Muskelrelaxation nach Jacobson* erwähnt. *Progressive Muskelrelaxation nach Jacobsen* Wenn man einen persönlichen Zugang zu dieser Art von Übungen entwickelt, so kann diese Technik für die Entspannung im Alltag hilfreich sein. Das Prinzip besteht in einer kontrollierten Anspannung einzelner Muskeln, der dann eine bewusste Entspannungsphase folgt. Man beginnt zum Beispiel nach entsprechender Vorbereitung und Lockerung am rechten Arm mit der Anspannung eines Muskels und entspannt ihn nach kurzer Zeit wieder. So geht man nach und nach durch den ganzen «Muskelmenschen» und erlebt dadurch einen neuen Zugang zum eigenen Körper.

Zum Erlernen dieser Technik werden immer wieder Kurse an Volkshochschulen angeboten; außerdem gibt es eine Reihe informativer Sachbücher zu diesem Thema.[26]

Wenn man sich mit «seiner Migräne» auf eine neue Art und Weise beschäftigen und sich vielleicht auch mit mehr Schwung und Elan dazu aufraffen will, endlich etwas dagegen zu tun, so kann es für den behandelnden Arzt sehr hilfreich sein, wenn man ein *Kopfschmerztagebuch* führt. Darin festgehalten werden sollte natürlich das Datum, aber was viel wichtiger ist, der genaue Zeitpunkt und die Situation, in der die Migräneattacke aufgetreten ist. Auch die Art und Weise der Kopfschmerzen und/oder der Aura sind für den Arzt sehr interessant und können bei der Therapie entscheidend weiterhelfen.

Kopfschmerz-tagebuch

Zusammengefasst kann man folgende Empfehlungen zur Lebensführung geben:

1. Finden Sie ihre persönlichen Migräneauslöser.
2. Führen Sie ein Kopfschmerztagebuch.
3. Sorgen Sie für einen regelmäßigen Rhythmus zwischen Schlafen und Wachen.
4. Achten Sie auf eine geregelte und gesunde Ernährung.
5. Versuchen Sie sich mehr zu bewegen. Machen Sie täglich einen Spaziergang und/oder treiben Sie Sport, wie zum Beispiel Schwimmen oder Fahrrad fahren.
6. Entwickeln Sie ein neues Verhältnis zu ihren Verpflichtungen. Dazu gehört auch, einmal «nein» zu sagen.
7. Streben Sie einen rhythmischen Lebensstil an. Regelmäßigkeit hilft Migräneattacken zu verhindern. Lassen Sie sich nicht immer wieder bedrängen, doch noch etwas zusätzlich zu erledigen, wenn es Sie aus ihrem persönlichen Rhythmus bringt.
8. Lassen Sie sich Zeit. Ihre Arbeit muss nicht immer sofort erledigt werden. Regelmäßige Pausen schaffen den nötigen Ausgleich zwischen der Innen- und Außenwelt. Wählen Sie ein Tempo, das Sie nicht in «seelische oder körperliche» Atemlosigkeit führt.
9. Entwickeln Sie ihren persönlichen «Freiraum» – zum Beispiel morgens und abends, der nur ihnen gehört und an dem Sie etwas tun, das Sie persönlich erfüllt und Ihnen Freude bereitet.

Von diesen sehr verkürzt und plakativ zusammengefassten Empfehlungen ist vielleicht die Wichtigste, *sich Zeit zu lassen*, vor
allem auch auf dem neuen Weg in der Behandlung der Migräne.
Verhaltensänderungen, die sich positiv auf die Migräne auswirken, benötigen nämlich ihre Zeit. Dies ist vergleichbar mit dem
Versuch, die eigenen Fehler oder Schwächen zu verändern, die
zum Beispiel der Partner kritisiert. Dabei wird man immer wieder
mit den eigenen Grenzen und Unfähigkeiten konfrontiert. Nur
wenn es dann gelingt, mit der nötigen Geduld, Liebe und Treue
den neu eingeschlagenen Weg fortzusetzen, kann man schließlich
auch die Früchte der Anstrengungen ernten.

*Verhaltens-
änderungen,
die sich positiv
auf die Migräne
auswirken,
benötigen Zeit*

An das Ende dieses Patientenratgebers möchte ich einen Spruch
stellen, den Rudolf Steiner zur Meditation gab und den ich meinen
Patienten gerne mit auf den Weg gebe. Bei regelmäßiger Verbindung mit seinem Inhalt kann sich eine Stärkung der persönlichen
Ruhe und Gelassenheit entwickeln, die nicht nur für Migränepatienten wohltuend ist:[27]

> *Ich trage Ruhe in mir,*
> *Ich trage in mir selbst*
> *Die Kräfte, die mich stärken.*
> *Ich will mich erfüllen*
> *Mit dieser Kräfte Wärme,*
> *Ich will mich durchdringen*
> *Mit meines Willens Macht.*
> *Und fühlen will ich,*
> *Wie Ruhe sich ergießt*
> *Durch all mein Sein.*
> *Wenn ich mich stärke,*
> *Die Ruhe als die Kraft*
> *In mir zu finden*
> *Durch meines Strebens Macht.*

Zur Metamorphosenreihe
von Thorsten A. Diehl

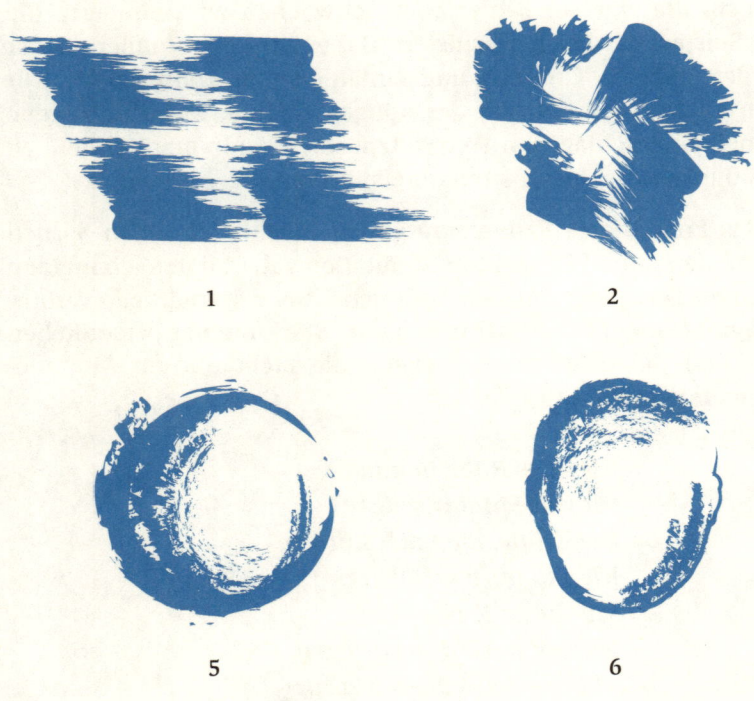

1   2

5   6

Die den Kapiteln vorangestellten Graphiken des 1968 geborenen Kunsterziehers Thorsten A. Diehl stellen für den Lesenden eine visuelle Hilfe dar, Entwicklungsprozesse, die sonst in den Gedankenabläufen des Buchinhaltes wahrgenommen werden können, in bildlicher Form mitzuvollziehen.

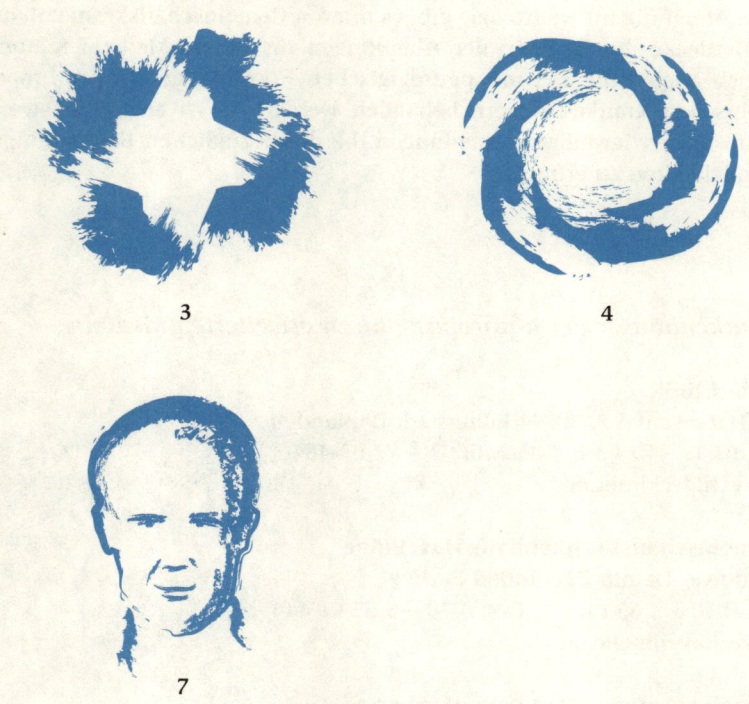

3

4

7

Auf dieser Doppelseite sind die Graphiken im Überblick anschau-
bar. Sie sind keine konkreten Illustrationen, sondern begleiten
künstlerisch die inhaltliche Ebene dieses Ratgebers.

Nützliche Adressen

Eine Abteilung für Neurologie gibt es nur am Gemeinschaftskrankenhaus in Herdecke. Im Rahmen der Abteilungen für Innere Medizin können jedoch auch Patienten mit neurologischen Erkrankungen in anthroposophischen Krankenhäusern behandelt werden. Es ist empfehlenswert, vorab in den jeweiligen Abteilungen die diesbezüglichen Behandlungsmöglichkeiten zu erfragen.

Krankenhäuser der anthroposophisch erweiterten Medizin

Filderklinik
Im Haberschlai 7, 70794 Filderstadt-Bonlanden
Tel. 07 11 – 77 03-0   Fax. 07 11 – 77 03-484
www.filderklinik.de

Gemeinschaftskrankenhaus Havelhöhe
Kladower Damm 221, 14089 Berlin
Tel. 0 30 – 3 65 01-0   Fax. 0 30 – 3 65 01-444
www.havelhoehe.de

Gemeinschaftskrankenhaus Herdecke
Beckweg 4, 58313 Herdecke
Tel. 0 23 30 – 62-1   Fax. 0 23 30 – 62-39 95
www.gemeinschaftskrankenhaus.de

Ita-Wegman-Klinik
Pfeffingerweg 1, CH – 4144 Arlesheim
Tel. 00 41 – 61 – 7 05 71 11   Fax. 00 41 – 61 – 7 01 90 72
www.wegmanklinik.ch

Klinik Lahnhöhe
Am Kurpark 1, 56112 Lahnstein
Tel. 0 26 21 – 9 15-0   Fax. 0 26 21 – 9 15-335
www.klinik-lahnhoehe.de

Klinik Öschelbronn
Am Eichhof, 75223 Niefern-Öschelbronn
Tel. 0 72 33 – 68-0   Fax. 0 72 33 – 68-110
www.klinik-oeschelbronn.de

Kreiskrankenhaus Heidenheim
Schlosshaustr. 100, 89522 Heidenheim
Tel. 0 73 21 – 33 25 02   Fax. 0 73 21 – 33 20 48
www.kliniken-heidenheim.de

Krankenhaus Rissen
Suurheid 20, 22559 Hamburg
Tel. 0 40 – 81 91 23-00   Fax. 0 40 – 81 30 19
www.kh-rissen.de

Lukas-Klinik
Brachmattstr. 19, CH – 4144 Arlesheim
Tel. 00 41 – 61 – 7 06 71 71   Fax. 00 41 – 61 – 7 06 71 73
www.lukasklinik.ch

Paracelsus-Krankenhaus
Burghaldenweg 60, 75378 Bad Liebenzell-Unterlengenhardt
Tel. 0 70 52 – 92 50   Fax. 0 70 52 – 92 52 15
www.paracelsus-krankenhaus.de

Sanatorien der anthroposophisch erweiterten Medizin

Kurklinik Studenhof
79875 Dachsberg-Urberg
Tel. 0 76 72 – 9 23 39-0   Fax. 0 76 72 – 9 23 39-40

Sanatorium Haus am Stalten
Staltenweg 25, 79585 Steinen-Endenburg
Tel. 0 76 29 – 91 09-0   Fax. 0 76 29 – 91 09-29
www.stalten.de

Sanatorium Schloß Hamborn
33178 Borchen
Tel. 0 52 51 – 38 86-0   Fax. 0 52 51 – 3 88 67 02
www.schloss-hamborn.de

Sanatorium Sonneneck
Kanderner Str. 18, 79410 Badenweiler
Tel. 0 76 32 – 75 20   Fax. 0 76 32 – 75 21 77
E-mail: sanatorium_sonneneck@t-online.de

Casa di Cura Andrea Cristoforo, Kur- und Erholungsheim
Via Collinetta 25, CH – 6612 Ascona
Tel. 00 41 – 91 – 7 91 18 41   Fax. 00 41 – 91 – 7 92 27 15

Centro de Terapia Antroposófica
Calle Salinas 12, E – 35510 Puerto del Carmen, Lanzarote
Tel. 00 34–9 28–51 28 42   Fax.00 34–928–51 28 44
www.centro-lanzarote.de

Casa di Salute Raphael, Kur- und Thermalzentrum
Palace Hotel, I – 38050 Roncegno (TN)
Tel. 00 39–4 61–76 40 12   Fax. 00 39–4 61–76 45 00

Ärztegesellschaften

**Gesellschaft Anthroposophischer Ärzte in Deutschland e.V. –
Regionalgruppe Ost**
Borstr. 23, 01445 Radebeul
Tel./Fax 03 51 – 8 97 17 15
Gesellschaft Anthroposophischer Ärzte in Deutschland e.V.
Roggenstr. 82, 70794 Filderstadt
Tel. 07 11 – 7 79 97 11   Fax. 07 11 – 7 79 97 12
www.anthroposophischeaerzte.de

Gesellschaft Anthroposophischer Ärzte Österreich
Tilgnerstr. 3, A – 1040 Wien
Tel. 00 43–1 – 5 04 49 08   Fax. 00 43–1 – 5 04 84 04
www.anthromed.at

Vereinigung anthroposophisch orientierter Ärzte in der Schweiz
Paracelsus-Spital
Bergstr. 16, CH – 8805 Richterswil
Fax 00 41 – 1 – 7 87 29 40
www.anthropos-aerzte.ch

Bei diesen Gesellschaften können die Adressen einzelner anthroposophischer Ärzte erfragt werden.

Weitere Adressen

Verein für Anthroposophisches Heilwesen
Johannes-Kepler-Str. 56, 75378 Bad Liebenzell-Unterlengenhardt
Tel. 0 70 52 – 93 01-0   Fax. 0 70 52 – 93 01-10   www.heilwesen.de

Seit über 40 Jahren informiert dieser Verein über die anthroposophisch erweiterte Medizin und ihre Menschenkunde und fördert deren Verbreitung:
in über 90 Arbeitsgruppen und therapeutischen Einrichtungen, durch Kurse
und Vorträge, durch allgemeinverständliche Schriften und durch politische
Gremienarbeit in Deutschland und Europa.

E.F.N.M.U. Europäischer Verbraucherverband für Naturmedizin
Gerhard-Kienle-Weg 18, 58313 Herdecke
Tel. 0 23 30 – 62 33 29 Fax 0 23 30 – 62 33 30 E-mail: efnmu@t-online.de

Arbeitskreis für Ernährungsforschung e.V.
Niddastr. 14, 61118 Bad Vilbel
Tel. 0 61 01 – 52 18 75   Fax. 0 61 01 – 52 18 86

Dieser Verein fördert die Forschung und Verbreitung der anthroposophischen Ernährungslehre, letzteres durch den zweimonatlich erscheinenden
Ernährungsrundbrief.

Gesundheitspflege initiativ
Paracelsusstr. 33, 73730 Esslingen
Tel. 07 11 – 3 16 81 81   Fax. 07 11 – 9 31 97 70   www.gesundheitspflege.de

Diese gemeinnützige Gesellschaft fördert Bildung, Beratung und Therapie
im Rahmen der anthroposophischen Medizin. Sie organisiert dazu unter
anderem Vorträge und gibt eine Schriftenreihe heraus.

Berufsverband Heileurythmie
Roggenstr. 82, 70794 Filderstadt
Tel. 07 11 – 7 79 97 23   Fax. 07 11 – 7 79 97 12
www.berufsverband-heileurythmie.de

Hier können die Adressen von Heileurythmistinnen und Heileurythmisten
erfragt werden.

Berufsverband für anthroposophische Kunsttherapie
Roggenstr. 82, 70794 Filderstadt
Tel. 07 11 – 7 79 97 23   Fax. 07 11 – 7 79 97 12
www.anthroposophische-kunsttherapie.de

Hier können die Adressen von Kunsttherapeutinnen und Kunsttherapeuten in
den Bereichen Plastizieren, Malen, Musizieren und Sprache erfragt werden.

*Anthroposophisch orientierte Hersteller von Arznei-
und Körperpflegemitteln*

WELEDA AG, Deutschland
Möhlerstraße 3–5, 73525 Schwäbisch Gmünd
Tel. 0 71 71 – 9 19-414   Fax. 0 71 71 – 9 19-424   www.weleda.de
WELEDA AG, Österreich
Hosnedlgasse 27, A-1220 Wien
Tel. 00 43–1–2 56 60 60   Fax. 00 43–1–2 59 42 40   www.weleda.at

WELEDA AG, Schweiz
Stollenrain 11, CH–4144 Arlesheim
Tel. 00 41–61–7 05 21 21   Fax. 00 41–61–7 05 23 10   www.weleda.ch

Die Weleda AG fördert die Verbreitung der anthroposophischen Medizin u. a.
durch die Herausgabe der *Weleda Nachrichten*, die viermal jährlich kostenlos
auf Anfrage an Abonnenten verschickt werden. Die *Weleda Nachrichten* enthalten informative Aufsätze zu verschiedenen Themen des Lebensbereichs
Gesundheit und Krankheit.

WALA Heilmittel GmbH
Bosslerweg 2, 73085 Eckwälden / Bad Boll
Tel. 0 71 64 – 9 30-0   Fax. 0 71 64 – 9 30-297
www.wala.de

Die Körperpflegemittel der WALA-Heilmittel GmbH sind unter dem Namen
«Dr. Hauschka» bekannt.

Literaturhinweise

Zur anthroposophischen Medizin:

Walter Bühler, **Der Leib als Instrument der Seele**, Stuttgart [12]1993

Michaela Glöckler, Jürgen Schürholz, Martin Walker (Hrsg.), **Anthroposophische Medizin. Ein Weg zum Patienten**, Stuttgart 1999

Altner, Krauth, Lünzer, Vogtmann (Hrsg.): **Gentechnik und Landwirtschaft. 2. erg. Aufl.**, Karlsruhe 1990

Volker Fintelmann, **Intuitive Medizin – Einführung in eine anthroposophisch ergänzte Medizin**, Stuttgart 1987

Ilse Horny, **Eurythmie – die heilende Bewegungskunst**, Verein für Anthroposophisches Heilwesen e.V., Bad Liebenzell–Unterlengenhardt o.J.

Otto Wolff, **Die naturgemäße Hausapotheke**, Stuttgart [4]1991
Ders.: **Anthroposophisch orientierte Medizin und ihre Heilmittel**, Stuttgart [6]1996

Anthroposophie: Grundlegende Werke Rudolf Steiners (alle Rudolf Steiner Verlag, Dornach / Schweiz; GA = Gesamtausgabe)

Grundlinien einer Erkenntnistheorie der Goetheschen Weltanschauung. GA 2, [7]1979

Wahrheit und Wissenschaft. GA 3, [5]1980

Die Philosophie der Freiheit. GA 4, [15]1987

Theosophie, Einführung in übersinnliche Welterkenntnis und Menschenbestimmung. GA 9, [31]1987

Wie erlangt man Erkenntnisse der höheren Welten? GA 10, [23]1982

Die Geheimwissenschaft im Umriß. GA 13, [30]1989

Von Seelenrätseln. GA 21, [5]1983
Zusammen mit Ita Wegman, **Grundlegendes für eine Erweiterung der Heilkunst nach geisteswissenschaftlichen Erkenntnissen.** GA 27, [7]1991

Zur Migräne:

Oliver Sacks, **Migräne**, Reinbek bei Hamburg ⁴2001

Zur Gesundheit:

Aaron Antonovsky, **Salutogenese – Zur Entmystifizierung der Gesundheit**, Tübingen 1997
Was erhält Menschen gesund? Antonovskys Modell der Salutogenese – Diskussionsstand und Stellenwert, Bd. 6, Bundeszentrale für gesundheitliche Aufklärung, Köln 1998

Zur Ernährung:

Petra Kühne, **Ernährungssprechstunde**, Stuttgart 1994

Otto Wolff, **Was essen wir eigentlich? Praktische Gesichtspunkte zur Ernährung**, Stuttgart ²1998

Zur Selbsterziehung:

Walther Bühler, **Heilkräfte lebendigen Denkens**, Bad Liebenzell–Unterlengenhardt ⁸1993

Walther Bühler, **Meditation als Heilkraft der Seele**, Bad Liebenzell–Unterlengenhardt ⁷1993

Walther Bühler, Kurt Brotbeck, **Willensschulung – eine Notwendigkeit in Pädagogik und Selbsterziehung**, Bad Liebenzell–Unterlengenhardt ⁷1994

Michaela Glöckler, **Lebenskrisen als Zukunftschancen**, Gesundheitspflege initiativ, Esslingen 1997

Henning Köhler, **Der Mensch im Spannungsfeld zwischen Selbstgestaltung und Anpassung**, Gesundheitspflege initiativ, Esslingen 1995

Rudolf Treichler, Walther Bühler, A. Schütze, **Nervosität – ich habe keine Zeit**, Bad Liebenzell–Unterlengenhardt ⁹1997

Anmerkungen

1 Siehe dazu u.a. Rudolf Steiner: **Die Erziehung des Kindes vom Gesichtspunkte der Geisteswissenschaft**, Dornach 1992.

2 Im Jahr 2000 wurden in der Bundesrepublik Deutschland 261 Mrd. DM innerhalb der Gesetzlichen Krankenversicherung ausgegeben.

3 Operative Öffnung des Schädels. Die ersten Funde stammen aus Frankreich aus dem Jahre 1685. Über die ganze Erde hinweg sind verschieden große Trepanationen aufgefunden worden.

4 Studie von H. Göbel, M. Petersen-Braun und D. Soyka aus dem Jahre 1993.

5 Prävalenz: Häufigkeit einer bestimmten Krankheit in einer Bevölkerung. Prävalenzrate: Häufigkeit einer Erkrankung im Vergleich zu den untersuchten Personen.

6 Erich Kästner, **Pünktchen und Anton**, Berlin 1974, S. 24.

7 Die früher verwendeten Begriffe – einfache oder gewöhnliche Migräne – wurden durch die Bezeichnung Migräne ohne Aura ersetzt. Die Migräne mit Aura nannte man bisher klassische Migräne, komplizierte Migräne oder Migraine accompagnée.

8 Näheres im Kapitel «Kopfschmerzen im Spiegel der geschichtlichen Entwicklung» ab Seite 33.

9 Lesenswert ist in diesem Zusammenhang das Buch von Oliver Sacks über Migräne, siehe Seite 105, Literaturhinweise.

10 Abdomen ist das lateinische Wort für Bauch.

11 Zu diesem Thema siehe das Buch von Dr. med. Eveline Daub-Amend, **Wechseljahre. Gesund und selbstbewusst in eine neue Lebensphase**, Stuttgart ^{2}2001.

12 Thomas Willis, zitiert aus: Oliver Sacks, **Migräne**, Reinbek bei Hamburg ^{4}2001, S. 28.

13 Alkohol (vor allem Rotwein), Schokolade, bestimmte pikante Käsesorten (vor allem Schimmelkäse), Zitrusfrüchte, sehr selten Tomaten und Zwiebeln.

14 Bei den eineiigen Zwillingen betrug die Übereinstimmung bezüglich des Vorliegens einer Migräne nur 26 %, bei den zweieiigen Zwillingen lag die Rate mit 13 % noch niedriger.

15 Damit ist die Veranlagung zu einer bestimmten Reaktion, einem bestimmten Verhalten im Nerven-Sinnes-System gemeint.

16 Hier sei an das Kapitel «Migräneauslöser» ab Seite 53 erinnert.

17 Rudolf Steiner, **Anthroposophische Menschenkenntnis und Medizin.** 2. Vortrag vom 02.09.1923. GA 319, Dornach ³1994, S. 49.

18 Rudolf Steiner, Ita Wegman, **Grundlegendes für eine Erweiterung der Heilkunst nach geisteswissenschaftlichen Erkenntnissen**, 20. Kapitel. GA 27, Dornach ⁷1991.

19 Genauere Ausführungen hierzu sind im Kapitel «Migräne aus anthroposophischer Sicht» ab Seite 65 zu finden.

20 Im Rahmen von Modellversuchen werden von einigen Krankenkassen anthroposophische Therapieverfahren übernommen oder gehören in Einzelfällen schon fest zum Leistungskatalog. Informationen dazu können Sie bei der Gesellschaft zur Entwicklung und Förderung der Anthroposophischen Medizin, Gesellschaft Anthroposophischer Ärzte in Deutschland erfragen. Siehe Adressteil dieses Ratgebers.

21 Eurythmie ist eine von Rudolf Steiner entwickelte Bewegungskunst. Für Ärzte wurde darauf aufbauend die Heileurythmie entwickelt, die innerhalb der anthroposophischen Medizin als Therapie angeboten wird.

22 In dem Kapitel «Gesundheit und Krankheit» ab Seite 25 findet sich eine ausführlichere Darstellung dieses Begriffs. Verkürzt gesagt handelt es sich um ein «Zusammenklingen», eine Übereinstimmung mit den Lebenssituationen, die einem begegnen.

23 Damit bezeichnet man ein Medikament, das auf die Neigung des Organismus, mit Migräneattacken zu reagieren, einwirkt.

24 Allopathie ist das Heilverfahren, das Krankheiten mit entgegengesetzt wirkenden Mitteln zu behandeln versucht (Gegensatz: Homöopathie).

25 Siehe hierzu das Kapitel «Was ist anthroposophische Medizin», in dem diese Prozesse in der «Viergliederung des Menschen» ab Seite 19 näher erläutert sind.

26 Zur progressiven Muskelrelaxation siehe auch Edmund Jacobson, **Entspannung als Therapie – Progressive Relaxation in Theorie und Praxis**, Stuttgart 1999 oder Eberhardt Hofmann, **Progressive Muskelentspannung – Ein Trainingsprogramm**, Göttingen 1998.

27 Rudolf Steiner, **Mantrische Sprüche. Seelenübungen II.** GA 268, Dornach 1999, S. 179.

Bildnachweise:

Graphiken Seite 18; 28; 57 und 68: Thorsten A. Diehl, Stuttgart
Fotos Seite 45; 73 und 81: Wolfgang Schmidt, Tübingen
Foto Seite 91: Andreas Neider, Stuttgart
Fotos Seite 76; 77 und 87: Archiv der WELEDA AG, Schwäbisch Gmünd

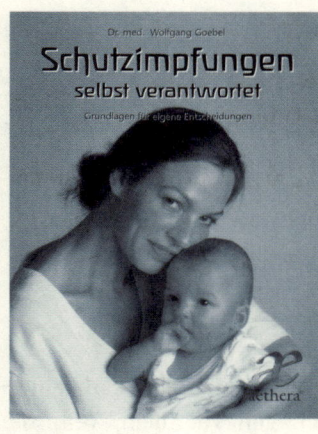

Dr. med. Wolfgang Goebel

Schutzimpfungen selbst verantwortet

Grundlagen für eigene Entscheidungen
207 Seiten, mit Abbildungen, kartoniert
ISBN 3-7725-5012-6

Dieses Buch möchte eine freilassende Hilfe zur eigenverantwortlichen Entscheidung über Schutzimpfungen sein. Es bietet reichhaltige Informationen und betont die Partnerschaft von Impfinteressierten und Ärzten. Auf diesem Weg stellt es eine unverzichtbare Hilfe für Patienten, Rat suchende Eltern sowie Mediziner dar. Dabei geht es nicht darum, das Gespräch mit der Ärztin oder dem Arzt zu ersetzen.

In Zusammenarbeit mit zahlreichen anerkannten Kinderärzten hat Wolfgang Goebel eine Fülle an Material gesammelt, die dem Leser helfen kann, sich intensiv mit dem kontrovers diskutierten Thema Impfung auseinander zu setzen. Nach einer Einführung werden detailliert einzelne Krankheiten und Impfungen sowie Symptome und mögliche Komplikationen beschrieben. Die dazugehörigen Impfungen werden nach den geltenden Empfehlungen der Ständigen Impfkommission beim Robert-Koch-Institut Berlin (STIKO) und der Impstoff-Hersteller aufgeführt. Ihre Möglichkeiten und Grenzen werden aufgezeigt, vorhandene Probleme bewusst gemacht.

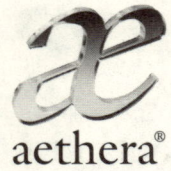

aethera®

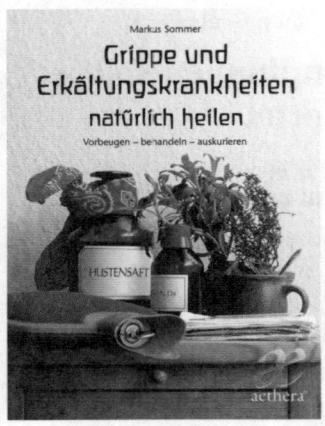

Markus Sommer

Grippe und Erkältungskrankheiten natürlich heilen

Vorbeugen – behandeln – auskurieren
104 Seiten, mit zahlreichen Abbildungen,
kartoniert
ISBN 3-7725-5024-1

Nicht jede Erkältung muss den Keim einer Grippe in sich tragen, vor allem, wenn sie mit den rechten Mitteln auskuriert wird. Aber auch das Durchmachen von Grippeerkrankungen selbst hat, neben den offenkundigen Gefahren, durchaus positive Seiten, die sich z.B. in einer verringerten Gefährdung gegenüber Krebserkrankungen niederschlagen können.

Markus Sommer stellt dar, welche inneren und äußeren Faktoren die Grippe begünstigen und was man zur Vorbeugung tun kann. Ist eine Grippeschutzimpfung sinnvoll oder gibt es auch Gründe, die dagegen sprechen? Wo liegen die Grenzen der Selbstmedikation? Welche Krankheitsbilder von Grippe und Erkältung gibt es überhaupt? Welche Komplikationen können auftreten? Welche medikamentösen und nichtmedikamentösen Behandlungsmöglichkeiten gibt es? Wo liegen die prinzipiellen Unterschiede zwischen Schulmedizin, Homöopathie und anthroposophischer Medizin in der Behandlung der Grippe? Die Antworten auf all diese und viele weitere Fragen finden Sie in diesem ersten anthroposophisch orientierten Ratgeber zu diesem Thema.

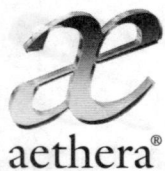

aethera®

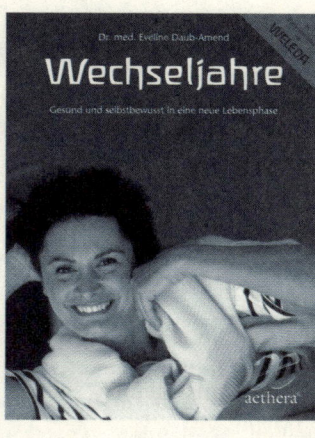

Dr. med. Eveline Daub-Amend

Wechseljahre

Gesund und selbstbewusst in eine
neue Lebensphase
160 Seiten, mit zahlreichen Abbildungen,
kartoniert
ISBN 3-7725-5010-X

Wechseljahre kommen nicht aus heiterem
Himmel. Dennoch gehen viele Frauen un-
vorbereitet in diese Lebensphase. Dieser
Ratgeber möchte mit den seelischen und
biologischen Veränderungen vertraut machen, die sich beim Übergang in
eine neue Lebensphase ankündigen, und dabei helfen, gesundheitlichen
Risiken vorzubeugen und die häufigsten Beschwerden auf natürliche
Weise zu behandeln.

- Welche Chancen bietet das Leben ab vierzig?
- Allgemeine Beschwerden und ihre Linderung
- Die häufigsten Erkrankungen während der Wechseljahre
- Übersicht über das gesamte Spektrum gängiger Therapieangebote
- Vor- und Nachteile einer Hormonbehandlung
- Zahlreiche nützliche Hinweise zur Selbstbehandlung und zur
  gesunden Ernährung

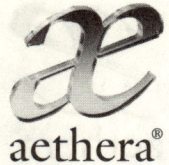

aethera®

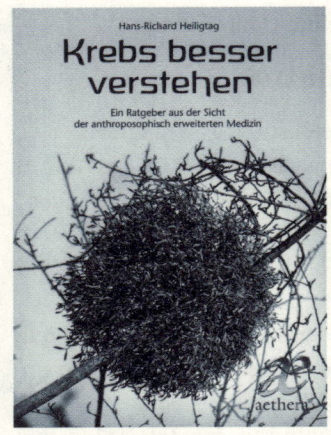

Dr. med. Richard Heiligtag

Krebs besser verstehen

Ein Ratgeber aus der Sicht der anthroposophisch erweiterten Medizin
155 Seiten, mit zahlreichen Abbildungen,
kartoniert
ISBN 3-7725-5001-0

All denen, die auf der Suche nach neuen
Wegen in der Behandlung der Krebs-
erkrankung sind, möchte dieser Ratgeber
Hilfestellung geben. So werden neue Ge-
danken über die Krankheitsentstehung,
über die Therapie und die Heilungsmöglichkeiten vorgestellt, die für den
individuellen Umgang mit der Krankheit Stütze und Hilfe sein können.
Dabei wird deutlich, was die anthroposophisch erweiterte Medizin zur
Beantwortung der zahlreichen Fragen, die im Zusammenhang mit der
Krebserkrankung auftreten, beitragen kann.

- Wie kann ich meine Krebskrankheit besser verstehen?
- Eine außergewöhnliche Heilpflanze eröffnet vielfältige Heilwege –
  die Mistel
- Die Künste vermitteln Kräfte, um die Krankheit zu überwinden
- Sechs Therapien im praktischen Einsatz gegen Krebs: Therapeuti-
  sches Plastizieren / Maltherapie / Musiktherapie / Sprachgestaltung /
  Heileurythmie / Farblichttherapie
- Hilfe aus anderen Bereichen

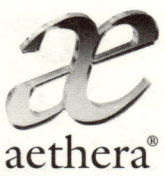

aethera®